DU MÊME AUTEUR :

De la cautérisation sulfurique et de son application au traitement des névralgies. In-8°, 1861.

Du traitement des varices et des ulcères variqueux par les injections de perchlorure de fer dans les veines. In-8°, 1862.

La clinique d'accouchements de l'École de Médecine de Bordeaux, du 1er janvier 1859 au 30 juin 1863. In-8°, 1864.

Des écoulements purulents de l'oreille, et de la phlébite consécutive des sinus méningiens. In-4°. Paris, 1865. (Couronné par la Faculté de Médecine de Paris.)

Études sur les ruptures traumatiques de la vessie. In-8°. 1866.

De la luxation externe du pied par rotation en dehors. In-8°, 1866.

De l'empoisonnement par l'agaric bulbeux. In-8°, 1867.

Des altérations que subit le fœtus après sa mort dans la cavité utérine, et de leur valeur médico-légale. (Prix Capuron.) In-8°. Paris, 1868.

Recherches expérimentales sur l'absorption des liquides à la surface et dans la profondeur des voies respiratoires .(Couronné par l'Académie des Sciences, Belles-Lettres et Arts de Bordeaux. In-8°. Paris, 1869.)

Considérations sur l'inflammation de la membrane interne de l'œuf humain (amniotite). (Couronné par la Société centrale de Médecine du Nord. In-8°. Lille, 1872.)

# ÉTUDE

## STATISTIQUE ET CLINIQUE

### SUR LES

# POSITIONS OCCIPITO-POSTÉRIEURES

PAR

LE D<sup>r</sup> Louis SENTEX

(de Saint-Sever)

Lauréat de la Faculté et de l'Académie de Médecine de Paris;
Lauréat de l'École de Médecine et de l'Académie des Sciences et Lettres de Bordeaux;
Ancien interne provisoire des hôpitaux de Paris;
Ex-Chirurgien, chef interne de l'hôpital Saint-André, ancien Chef des
Travaux anatomiques,
et de la Clinique d'Accouchements de l'École de Médecine de Bordeaux;
Correspondant et lauréat de la Société de Médecine de Liége;
Associé national de la Société d'Anthropologie;
Correspondant de la Société Anatomique
de Paris, etc.

(**Mémoire couronné par l'Académie de Médecine de Paris, et par
la Société de Médecine de l'Université de Liége.**)

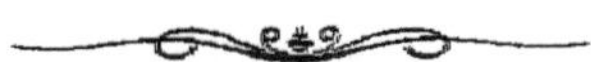



PARIS

ADRIEN DELAHAYE, LIBRAIRE-ÉDITEUR

PLACE DE L'ÉCOLE DE MÉDECINE

1872

# TABLE DES MATIÈRES.


Pages.

INTRODUCTION .......................................................... 9

CHAPITRE I. — Considérations générales sur les causes des présentations du sommet ............................................................ 11

CHAPITRE II. — Des présentations du sommet en position occipito-postérieure, et de leur fréquence relative ............................. 19

CHAPITRE III. — Causes et diagnostic des positions occipito-postérieures ............................................................ 29

CHAPITRE IV. — Des positions occipito-postérieures non persistantes.. 33

§ I. — Transformation des positions occipito-postérieures en positions occipito-antérieures. — Mécanisme de l'accouchement ........................................................... 35

§ II. — Transformation des positions occipito-postérieures en présentations de la face. — Mécanisme de l'accouchement... 6.

CHAPITRE V. — Des positions occipito-postérieures persistantes ...... 77

§ I. — Causes et statistique ........................................ 77

§ II. — Mécanisme de l'accouchement naturel dans les positions occipito-postérieures persistantes ..........................

CHAPITRE VI. — Des cas où l'intervention de l'accoucheur devient nécessaire pour terminer l'accouchement dans les positions occipito-postérieures, et des divers modes d'intervention ........... 100

# ÉTUDE

## STATISTIQUE ET CLINIQUE

### SUR LES

# POSITIONS OCCIPITO-POSTÉRIEURES

------

« J'étais dans ces dispositions d'incertitude et
» de doute, que Descartes exige pour la recherche
» de la vérité. »     (J.-J. ROUSSEAU.)

## INTRODUCTION.

En 1869, l'Académie de Médecine de Paris proposa, comme sujet du prix Capuron pour 1871, la question suivante :

« *De la fréquence relative des positions occipito-posté-* » *rieures dans la présentation du sommet, et de leur* » *influence sur la marche du travail de l'accouchement.* »

En mettant au concours cette question des positions occipito-postérieures, l'Académie a voulu, sans nul doute, tâcher de faire élucider des questions encore débattues, et, dans ce but, elle a fait appel aux médecins qui s'occupent d'une manière plus spéciale d'études obstétricales, afin que chacun d'eux pût fournir son contingent de faits.

Pour ma part, j'ai répondu à l'appel de l'Académie en lui

envoyant le travail qu'on va lire, et en faisant ainsi connaître les faits de positions occipito-postérieures que j'ai recueillis sur plus de deux mille accouchements.

Cette question des positions occipito-postérieures m'avait, du reste, bien souvent préoccupé. Je savais que des auteurs également recommandables s'étaient prononcés dans des sens différents, au sujet de la marche de l'accouchement, dans les cas qui nous occupent ; j'avais vu moi-même l'accouchement se terminer de façons diverses dans des cas semblables en apparence ; aussi puis-je dire, en toute sincérité, comme le philosophe de Genève, dans l'une de ses plus belles pages, que quand j'ai entrepris l'étude que l'on va lire, « j'étais dans ces dispositions d'incertitude et » de doute, que Descartes exige pour la recherche de la » vérité. » (J.-J. Rousseau, *Émile,* liv. IV : *Profession de foi du vicaire Savoyard.*)

Ce travail comporte, ainsi que l'indique le texte même de la question posée par l'Académie, l'étude successive : 1º de la statistique des positions occipito-postérieures et de la fréquence relative de chacune de leurs variétés ; 2º du mécanisme de l'accouchement dans tous les cas où l'occiput occupe primitivement l'un des points de la moitié postérieure du bassin.

Il se divise en six chapitres : le premier offre des considérations générales sur les causes des présentations du sommet ; il n'est, pour ainsi dire, que l'introduction du chapitre deuxième, dans lequel est étudiée la fréquence relative des diverses positions occipito-postérieures. Le chapitre troisième complète le précédent, en étudiant les causes et le diagnostic de ces mêmes positions occipito-postérieures.

La deuxième partie de ce Mémoire, c'est-à-dire l'étude détaillée du mécanisme de l'accouchement dans les positions occipito-postérieures, comprend elle-même les trois derniers chapitres.

Le quatrième est consacré à l'étude des positions occipito-postérieures non persistantes ou transformées; le cinquième traite des positions occipito-postérieures persistantes; enfin, dans le sixième, j'ai étudié les cas dans lesquels l'intervention d'un homme de l'art devient nécessaire et indispensable pour terminer l'accouchement.

Tel est le cadre de ce travail que je me suis attaché à rendre aussi complet et surtout aussi pratique que possible, et dans lequel je me suis appliqué à confirmer tout ce que j'ai avancé par de nombreuses observations.

---

# CHAPITRE I<sup>er</sup>.

## CONSIDÉRATIONS GÉNÉRALES SUR LES CAUSES DES PRÉSENTATIONS DU SOMMET.

L'attitude du fœtus à terme dans le sein maternel a été connue et bien décrite dès la plus haute antiquité. Ce fait de pure observation ne pouvant nullement prêter à la controverse, tous les auteurs ont été d'accord à son sujet, et il est même de vulgaire notoriété que, dans le sein de sa mère, l'enfant a le corps fléchi en avant, le menton légèrement incliné sur le thorax, les bras croisés sur la poitrine, rapprochés en avant, et les mains portées vers la face, comme pour recevoir le menton, les cuisses fléchies sur l'abdomen, les genoux écartés et les jambes croisées, de telle sorte que le talon gauche est sur la fesse droite et réciproquement; enfin, le pied est fléchi sur la face antérieure de la jambe.

Cette altitude naturelle n'est pas, comme on l'a dit, l'effet de la gêne que le fœtus éprouve de la part des parois de la matrice, puisque on l'observe dès les premiers temps, alors que l'embryon très petit n'occupe, pour ainsi dire, qu'un point de la cavité utérine.

Elle paraît tenir, comme l'a dit Baudelocque, à l'individu même : c'est à peu près celle de l'homme adulte et de tous les animaux à l'état de repos.

Le fœtus a ainsi, dans son ensemble, la forme d'un ovoïde parfait, dont la grosse portion est représentée par l'extrémité pelvienne, et le sommet par l'extrémité céphalique. Hippocrate lui-même avait exprimé cette observation, en assimilant l'enfant renfermé dans l'utérus à une olive contenue dans une bouteille, et il avait déjà soutenu qu'il ne pouvait sortir naturellement de la cavité qui le renferme que s'il se présentait à l'orifice par l'une de ses deux extrémités.

Les anciens, dont l'observation souvent défectueuse laissait d'autres fois fort peu à désirer, n'avaient pas été sans remarquer que, de ces deux extrémités, celle qui se présente à l'orifice utérin dans la grande majorité des cas, c'est l'extrémité céphalique.

De ce fait d'observation à la recherche de la cause qui le produit, il n'y avait qu'un pas, et ce pas fut bientôt franchi.

On pensa d'abord que la position déclive, au terme de la grossesse, n'était que secondaire, et que primitivement, c'est-à-dire pendant les sept premiers mois, la tête du fœtus occupait au contraire le fond de l'utérus, tandis que l'extrémité pelvienne en occupait la partie inférieure.

A dater du septième ou du huitième mois, au cinquième selon Hippocrate (¹), l'enfant se renversait par un *mouve-*

______
(¹) Hippocrate, Œuvres-complètes ; trad. de Littré, t. VII, p. 455.

*ment de culbute* lent ou rapide, sous l'influence duquel le front venait prendre la place qu'occupait le siége et réciproquement. Ce mouvement était du reste déterminé, disait-on, par le développement et le volume que la tête acquérait à cette époque.

Cette théorie de la *culbute* régnait sans conteste, lorsque un accoucheur des Pays-Bas, Solenander [1], vint la combattre, dans un livre où il étudie en même temps les menstrues anormales et les hémorrhagies pendant la grossesse et l'accouchement. Elle n'en continua cependant pas moins à être adoptée par les accoucheurs qui le suivirent, et notamment par Mauriceau et Levret, qui s'expriment ainsi à ce sujet.

Selon Mauriceau [2], « l'enfant garde ordinairement la
» tête en haut jusqu'au septième ou huitième mois, auquel
» temps la tête, étant devenue fort grosse, est portée par
» son propre poids en bas, contre l'orifice interne de la
» matrice, en faisant faire à l'enfant une culbute en devant.
» Fernel croyait, ajoute-t-il, que les seuls mâles sont ainsi
» tournés en bas quand ils naissent, mais cela est sans
» raison. »

Levret [3], à son tour, accepte pleinement cette théorie, car, dit-il, la pratique des accouchements vient la confirmer très souvent.

Mais Smellie et Baudelocque portèrent à cette théorie les derniers coups. Le premier de ces auteurs [4] fait remarquer que les maîtres de l'art ont supposé la culbute

[1] Solenander (1521-1609), *Conciliorum medicin.* Francof., in-8°, 1596.

[2] Mauriceau, *Traité des maladies des femmes grosses.* Paris, 1681, 3e éd., p. 228.

[3] Levret, *l'Art des accouchements*, etc. Paris, 1756, p. 444.

[4] Smellie, *Traité de la théorie et pratique des accouchements* ; trad. Préville. Paris, 1771, t. I, p. 183.

au commencement du neuvième mois, parce que la tête devient plus pesante ; mais il lui paraît plus probable, dit-il, d'après les observations suivantes, que la tête est, pour l'ordinaire, tournée vers la partie inférieure de la matrice, depuis le moment de la conception jusqu'au temps de l'accouchement.

Baudelocque ([1]), qui donna à l'art obstétrical une précision et une clarté toutes nouvelles, combattit lui-même très énergiquement la théorie de la culbute.

« S'il n'y a pas d'inconvénients, dit-il, comme quelques-
» uns l'ont dit, à admettre un mouvement de culbute, nous
» en trouvons bien moins à le rejeter, et nous pensons que
» l'oubli de cette erreur pourra conduire à des vérités plus
» importantes. »

Pour combattre la théorie de la culbute, Baudelocque s'empare des raisons mêmes que ses partisans donnent pour la faire adopter. Il montre que la position donnée à l'enfant par les défenseurs de la théorie de la culbute est celle qu'il lui serait le plus difficile de conserver, qu'elle est contraire à la structure et aux rapports des parties, ainsi qu'aux lois de la gravitation des corps.

Il pense, au contraire, que la tête doit occuper les parties les plus basses de la cavité utérine, dès les premiers instants de sa formation, et il soutient avec raison que le plus fort des arguments qu'on puisse invoquer contre la culbute est sans doute celui que fournit l'observation même ; car les nécropsies de femmes mortes en état de gestation ont fait connaître que la tête occupait presque toujours le fond de l'utérus, quelle que fût l'époque de la grossesse, comme c'est elle aussi qui se présente le plus souvent à l'orifice de la matrice, dans les cas d'accouchements prématurés.

([1]) Baudelocque, *l'Art des accouchements,* t. I, p. 224 et suiv.

Mais Baudelocque, qui combat si vivement la théorie de la culbute, ne donne pas, à son tour, l'explication de cette fréquence de la situation ordinaire, et il se borne à dire que la situation la plus naturelle de l'enfant est d'avoir la tête en bas, placée diagonalement sur l'entrée du bassin, l'occiput répondant à une des cavités cotyloïdes et le front à la symphyse sacro-iliaque opposée.

M^me Boivin, qui, pas plus que Baudelocque, n'admet la théorie de la culbute, est plus explicite que lui, et elle considère que l'extrémité céphalique du fœtus est celle qui se présente le plus souvent, « parce qu'elle est la plus » pesante (1). »

Il faut arriver au Mémoire de Paul Dubois (2) pour trouver une explication à peu près nouvelle de la fréquence des présentations céphaliques.

Au moment où Dubois présentait à l'Académie de Médecine son intéressant travail, la théorie de la culbute était presque entièrement oubliée. On enseignait alors que le poids de la tête l'entraînait en bas, à la vérité, mais dès les premiers temps de la grossesse, et on ajoutait que l'insertion du cordon ombilical en un point plus rapproché du bassin que de la tête, devait favoriser pendant les premiers temps, alors que le fœtus était comme suspendu à ce cordon, l'inclinaison de la tête en bas, ainsi qu'il arrive au plateau le plus chargé d'une balance.

Paul Dubois s'attache tout d'abord à combattre ces deux arguments.

Il démontre, en s'appuyant sur des expériences physiques pratiquées avec des têtes de fœtus, sur des statistiques d'accouchements avant terme, enfin sur des faits d'anatomie

---

(1) Boivin, *Mémorial de l'art des accouchements*. Paris, 1820, p. 156.

(2) P. Dubois, *Mémoires sur les causes des présentations céphaliques et sur les déterminations instinctives et volontaires du fœtus*. (*Mém. de l'Acad. de Médecine*, t. II, 1833.)

pathologique ou comparée, il démontre, dis-je, que la position de la tête du fœtus dans la matrice n'est nullement déterminée par les lois de la pesanteur.

. Quant à la prétendue suspension de l'enfant par le cordon, il dit, avec raison, qu'elle mérite à peine d'être combattue; car en admettant, ce qui n'est malheureusement pas toujours exact, que le placenta s'insère au fond de l'utérus, à deux mois et demi, et même avant ce terme, le cordon ombilical étant assez développé pour que sa longueur excède celle du fœtus et de l'œuf qui le renferme, toute suspension est dès lors impossible.

D'après Paul Dubois, il faut donc renoncer à ces explications toutes physiques, et recourir, pour expliquer ce phénomène, à des causes d'un autre ordre. « Nous pensons, » dit-il *(loco citato)*, que ces causes résident dans le besoin » ou le désir que la nature a imprimé au fœtus d'être, à » une certaine époque de la grossesse, dans la situation où » il se trouve, et dans une sorte d'action instinctive ou » volontaire qui l'y retient quand il s'en est momentané- » ment éloigné. »

Cette brillante idée de la détermination instinctive et volontaire du fœtus avait déjà, il faut le dire, été entrevue avant Paul Dubois. Elle servait de complément à la doctrine des anciens, car on la trouve, en effet, longuement déduite dans Aristote; Paré, Mauriceau, Chamberlen, l'avaient déjà proposée; Guillemeau l'enseignait encore au dix-septième siècle, et ce n'est que plus tard que les auteurs lui substituèrent, dans la théorie de la culbute, l'influence du poids spécifique de la tête du fœtus.

Mais il faut le dire aussi, jamais cette théorie si séduisante, au premier abord, n'avait été soutenue avec autant d'éclat que par Paul Dubois, et personne n'avait accumulé autant d'arguments pour la faire adopter.

Malgré le talent d'argumentation qu'il déploya dans cette

circonstance (*Académie de Médecine*, séance du 29 janvier 1833), Paul Dubois ne put arriver à convaincre tous ses collègues; il fut, en particulier, viv ement combattu par Capuron et par Velpeau.

Velpeau surtout, par des considérations tirées de l'organisation du fœtus et de sa division naturelle en deux moitiés, l'une au-dessus, l'autre au-dessous du cordon, fit voir que le poids de la première l'emporte sans comparaison sur le poids de la seconde, et que cet excès de pesanteur ne peut rester sans effet, secouru d'ailleurs et par la forme ronde et glissante de la tête et par la position inclinée de la matrice.

J'avoue que, pour ma part, après avoir lu et relu avec un vif plaisir la très intéressante étude de Paul Dubois, je suis resté dans le doute sur l'existence de ces déterminations instinctives et volontaires qu'il accorde aux fœtus. Des motifs multiples, d'ordres divers, et qu'il serait trop long de discuter ici, m'empêchent d'admettre que le fœtus a des besoins, la conscience du bien-être et de la douleur, des habitudes, des désirs et des volontés, dont les mouvements sont les impérieux interprètes.

J'ai une grande tendance à me ranger à l'avis de tous les physiologistes modernes, qui refusent au fœtus la volonté instinctive, et attribuent à de simples incitations réflexes les mouvements qu'il exécute.

Ces mouvements réflexes ont été, à leur tour, regardés par Simpson (¹) comme la cause unique des présentations du sommet.

Mais, comme la théorie cependant si séduisante de Paul Dubois, l'explication de Simpson tombe devant celle que

(¹) Simpson, *Positions régulières et anormales du fœtus, effets du système réflexe.* (*Month. journ. of med. science*, 1849.)

Cazeaux a empruntée à Wigand (¹), en la complétant. Je crois, avec ces auteurs, qu'on a erré en voulant trouver uniquement dans le fœtus, sa forme et sa structure, la cause des positions qu'il affecte dans l'intérieur de la cavité utérine.

Ainsi, de même qu'on peut expliquer la rareté des présentations du tronc par la direction verticale ou à peu près verticale du grand axe de l'utérus, qui force tout naturellement le fœtus à placer son grand axe dans cette même direction, on peut, je crois, trouver également dans le mode de développement d'un utérus gravide la cause de l'extrême fréquence des présentations céphaliques.

L'utérus se développant, en effet, dans les deux premiers tiers de la grossesse, aux dépens de son fond, l'extrémité pelvienne, qui est beaucoup plus volumineuse que l'extrémité céphalique, se place tout naturellement, et dès les premiers temps, dans le fond de l'utérus, et au moment où le segment inférieur de l'utérus, sur lequel repose la tête, s'évasera à son tour, la longueur du fœtus s'opposera à ce qu'il exécute dans l'utérus un mouvement de déplacement en totalité : la situation restera par conséquent la même, et l'accouchement se fera par l'extrémité céphalique.

Je ne crois pouvoir mieux terminer cette esquisse sommaire sur les causes des présentations de l'extrémité céphalique qu'en lui donnant, comme conclusion, cette phrase de Cazeaux (²) : « Le fœtus renfermé dans un vase clos, » sans cesse agité par des mouvements, doit, non pas ins- » tinctivement, mais mécaniquement, être placé dans la » position où les parties les plus volumineuses correspondent » aux points les plus spacieux de l'organe. »

(¹) Wigand (1769-1817), *Beiträge zur theor. und präkt. Geburts.* Hambourg, 1798.

(²) Cazeaux, *Traité de l'art des accouchements.* Paris, 1858, p. 220.

# CHAPITRE II.

### DES PRÉSENTATIONS DU SOMMET EN POSITIONS OCCIPITO-POSTÉRIEURES, ET DE LEUR FRÉQUENCE RELATIVE.

Cette extrémité céphalique, qui, pour des causes que nous venons de signaler, se présente si fréquemment la première dans le travail de l'accouchement, peut se, présenter de deux façons : fléchie ou défléchie.

Si elle reste fléchie sur le tronc, cela constitue la présentation du *sommet* de la tête; si, au contraire, elle se défléchit, la face, occupant alors en plein le détroit supérieur, a donné son nom à la présentation : c'est la présentation de la *face*.

En allant plus loin dans l'étude du mécanisme de l'accouchement, les accoucheurs ont encore distingué, aux parties qui se présentent, diverses positions.

Dans les positions du sommet, les seules dont nous nous occuperons, au point de vue spécial qui nous intéresse, l'occiput est pris pour point de repère. Il peut être tourné à droite ou à gauche, il peut occuper l'un des points de la moitié antérieure ou de la moitié postérieure du bassin, et, dans ce dernier cas, l'accoucheur se trouve placé en présence des positions dites *occipito-postérieures,* dont l'étude clinique va nous occuper à présent.

De tout temps, et surtout depuis Solayrès ([1]), qui opéra une véritable réforme dans l'étude des phénomènes du travail de l'accouchement, en publiant sa nomenclature, dans laquelle il décrivit sous le nom de genres les présentations du fœtus et ses positions, la rareté relative des positions

([1]) Solayrès, *Elementa artis obstetric.* Montpellier, 1765, in-4°.

occipito-postérieures avait été admise sans conteste. Les statistiques fournies par divers auteurs, et entre autres par Baudelocque, M^me Boivin et M^me Lachapelle, confirmaient cette manière de voir.

Ainsi, d'après Baudelocque (¹), sur 12,633 accouchements qui se sont faits à la Maternité de Paris, du 10 décembre 1797 au 31 juillet 1806, le sommet s'est présenté 12,183 fois dans les positions suivantes :

```
10.003 fois en position occipito-iliaque gauche antérieure.
 2,113  —         —     occipito-iliaque droite antérieure.
    4   —         —     occipito-pubienne.
   40   —         —     occipito-iliaque droite postérieure.
   22   —         —     occipito-iliaque gauche postérieure.
    1   —         — .   occipito-sacrée.
```

M^me Boivin (²) fournit des chiffres encore plus considérables, et établit que, sur 20,517 accouchements, on a observé 19,573 présentations du sommet, qui se subdivisent ainsi :

```
15,682 positions occipito-iliaques gauches antérieures.
 3,682    —      occipito-iliaques droites antérieures
   109    —      occipito-iliaques droites postérieures.
    92    —      occipito-iliaques gauches postérieures.
     6    —      occipito-pubiennes.
     2    —      occipito-sacrées.
```

Des chiffres fournis par ces deux auteurs, nous pouvons tirer les résultats proportionnels suivants, qui sont, on va le voir, à peu près les mêmes.

D'après Baudelocque, la proportion des présentations du sommet sur la totalité des accouchements observés est de 96 0/0, et sur 100 de ces présentations, on en observe 82 en position occipito-iliaque gauche antérieure, 17 en position

(¹) Baudelocque, *Traité des accouchements*, t. I, p. 305.

(²) Boivin, *Mémorial de l'art des accouchements*, p. 317 et suiv.

occipito-iliaque droite antérieure, et une seulement en position occipito-postérieure.

D'après M^me Boivin, le sommet se présente dans la proportion de 95 0/0; les positions occipito-iliaques gauches antérieures s'observent dans la proportion de 80 0/0; les occipito-iliaques droites antérieures, dans la proportion de 18 0/0, et les occipito-postérieures, dans la proportion de 2 0/0.

Le tableau suivant permettra d'embrasser ces résultats d'un rapide coup d'œil :

| PRÉSENTATIONS DU SOMMET. | BAUDELOCQUE 96 0/0 | BOIVIN 95 0/0 |
|---|---|---|
| Pos. occipito-iliaq. gauches antérieures. | 82 0/0 | 80 0/0 |
| — occipito-iliaq. droites antérieures. | 17 0/0 | 18 0/0 |
| — occipito-postérieures............. | 1 0/0 | 2 0/0 |

Les statistiques de M^me Lachapelle, répandues dans les divers Mémoires qu'elle a publiés, reproduisent des résultats identiques. Elle se refuse seulement à admettre les positions occipito-pubiennes et occipito-sacrées, parce qu'elle n'a jamais senti, dit-elle, au détroit supérieur, la tête dans ces deux directions. Elle remplaçait, d'ailleurs, ces deux positions pubienne et sacrée par deux positions transversales directes, droite et gauche.

La célèbre sage-femme n'était pas d'ailleurs, à son époque, la seule à rejeter, d'une manière absolue, l'existence des troisième et sixième positions de Baudelocque; le professeur Alph. Leroy partageait complètement à ce sujet sa manière de voir ([1]).

Il était donc admis, dans la science, que les positions occipito-postérieures ne s'observaient qu'en très grande

([1]) Leroy, *Nouvel aperçu sur les accouchements naturels. (Nouveau journal de médecine et de chirurgie*, 1822.)

minorité dans les présentations du sommet, lorsque
Nægele (¹) vint émettre sur ce point de la science obstétricale de nouvelles opinions.

Il avança, en se fondant sur des statistiques personnelles,
que les positions *occipito-iliaques droites postérieures* (quatrième de Baudelocque, troisième de Nægele), étaient,
après la première (occipito-iliaque gauche antérieure), celles
qu'on rencontre le plus fréquemment. « Sur 100 cas de
» présentation du sommet, j'ai trouvé, dit Nægele, en
» moyenne, 70 fois l'occiput dirigé à gauche et en avant,
» et 30 fois à droite et en arrière. Les autres variétés sont
» très rares et tout à fait exceptionnelles. »

« Si les accoucheurs n'ont pas reconnu plus tôt ces par-
» ticularités, dit-il encore, c'est qu'ils ont observé inatten-
» tivement et l'esprit préconçu par les idées reçues de leurs
» maîtres. »

Cette différence d'appréciation tient encore, d'après l'auteur allemand, à ce que le diagnostic de la position a été
fait souvent à une période du travail, où l'occiput du fœtus,
primitivement dirigé en arrière, avait déjà subi le mouvement
de rotation qui ramène ordinairement cette région en avant.

Cet auteur a ainsi classé les positions suivant leur ordre
de fréquence, et, d'après lui, les deux premières sont en
rapport avec les deux extrémités du diamètre oblique gauche, la première en avant; les deux dernières, avec les deux
extrémités du diamètre oblique droit, la troisième en avant :

1. Position occipito-iliaque gauche antérieure.
2. — — droite postérieure.
3. — — droite antérieure.
4. — — gauche postérieure.

Cette opinion, au moment où elle fut émise, parut un peu
hasardée, et fut combattue par divers accoucheurs, entre
autres par Dézormeaux, qui, dans son argumentation,

(¹) Nægele, *Journal complémentaire des sciences médicales*, 1829, t. IX.

tout en faisant de prudentes réserves, laisse néanmoins percer une certaine amertume.

« Les observations recueillies à l'hôpital de la Maternité
» et par M^me Boivin, dit-il, portent toutes le caractère de
» l'exactitude et de la vérité. Je croyais aussi avoir toujours
» apporté moi-même la plus scrupuleuse attention dans la
» pratique des accouchements. Il est possible que, de son
» côté, M. Nægele se soit laissé entraîner à l'influence
» d'une opinion préconçue ; mais il est possible aussi qu'il
» ait raison, et il me semble que, sans adopter où rejeter
» absolument sa manière de voir, il faut apporter une nou-
» velle attention à étudier le mécanisme de l'accouchement,
» depuis le commencement du travail jusqu'à la fin (¹). »

Depuis que Dézormeaux a écrit ces lignes, le rigoureux contrôle sollicité par lui a été fait ; l'opinion de Nægele a été partagée par la très grande majorité des accoucheurs, et, en particulier, par deux maîtres éminents dont la parole fait autorité, Stolz et Paul Dubois.

Ce dernier, par une statistique déjà assez importante, puisqu'elle porte sur 2,020 accouchements, confirme, ainsi qu'il suit, les idées du professeur de Heidelberg.

Sur 1,913 présentations du sommet, dit-il, cette partie s'est présentée :

En position occipito-iliaque gauche antérieure.. 1,355 fois.
    —        —      droite postérieure..   491 —
    —        —      droite antérieure...   55 —
    —        —      gauche postérieure.   12 —

Ce qui donne :

Pour les premières, une proportion de 70 0/0
Pour les secondes,      —     de 27 0/0
Pour les troisièmes,     —     de 5 0|0
Pour les quatrièmes,    —     de 1/160

Plus tard, Cazeaux a admis lui-même la fréquence rela-

______

(¹) *Dictionn. de médecine en 21 vol.;* art. *Accouchement,* t. I, p. 200.

tive plus grande des positions occipito-postérieures droites, et il a soutenu que les résultats constatés par Paul Dubois sont entièrement conformes à ses propres observations.

Enfin, Joulin, dans son récent *Traité de l'art des Accouchements*, admet cette opinion sans la discuter, et il l'énonce simplement, comme une idée universellement admise aujourd'hui dans la science.

Il paraîtra peut-être téméraire de venir combattre une opinion qui a pour elle de si puissants soutiens; mais comme ce point de pratique obstétricale ne peut être établi que par des observations très multipliées, je suis certain que l'Académie accueillera, avec la bienveillante attention qu'elle prête à toutes les œuvres de bonne foi, la statistique particulière que je vais lui présenter.

Bien souvent, il m'avait semblé que l'opinion de Nægele sur la fréquence relative des positions occipito-postérieures, et surtout des positions occipito-postérieures droites, ne concordait guère avec les résultats que j'avais été à même d'observer; mais jamais, je l'avoue, l'occasion ne s'était offerte à moi de rechercher jusqu'à quel point exact et précis les résultats de la pratique particulière de notre clinique obstétricale s'éloignaient de ceux fournis par les savants professeurs de Heidelberg et de Paris.

Aussi, quand, après avoir consulté avec le plus grand soin nos registres d'observations, je suis arrivé à établir une statistique si complètement différente de la dernière que j'ai citée, j'ai éprouvé une certaine crainte, et je me suis demandé si je devais les mettre en parallèle. Il m'a semblé tout d'abord que la célébrité justement acquise des habiles accoucheurs dont il a été question plus haut devait, à ce point de vue spécial, imposer silence à ceux qui s'occupent, après eux, de l'art des accouchements.

Mais je me suis rassuré bien vite, en me rappelant avec quelle bienveillance l'Académie examine les laborieuses recherches des médecins qui sollicitent ses suffrages, et je me suis senti soutenu par la pensée que, dans notre science, il est du devoir de chacun d'apporter sa pierre à un édifice dont nous désirons tous, avec la même sincérité et la même ardeur, voir le couronnement.

Nous ne sommes plus, d'ailleurs, au temps où l'on acceptait sans mot dire la parole du maître : le *magister dixit* de nos pères a fait son temps, et aujourd'hui chacun de nous doit, avant de les accepter comme vraies, soumettre au contrôle sévère de la raison et de l'expérience les opinions d'autrui. Il appartient, du reste, à tout homme de signaler une erreur quand il a cru la rencontrer, et la critique d'une opinion est toujours permise, quand elle se renferme dans les limites de la convenance et des respectueux égards dus au talent.

Pour répondre tout d'abord aux objections que Nægele faisait aux statistiques fournies par les auteurs qui l'avaient précédé, et pour prouver qu'il n'y a eu de notre part ni *inattention*, ni *maladresse*, je suis obligé de dire où et comment la statistique ci-dessous a été obtenue, en respectant toutefois le secret imposé par l'Académie aux auteurs qui briguent ses suffrages. (*Décision de l'Académie*, du 1er septembre 1838.)

Elle a été faite dans le service d'accouchements d'un grand hôpital ([1]), où les femmes en couches sont soumises souvent à l'examen du professeur, chef de service, et toujours à celui d'un docteur en médecine, chef de clinique, assisté d'une sage-femme intelligente et entouré de nombreux étudiants. Les moyens de contrôle ne manquent donc pas. Ils font d'autant moins défaut, que chaque femme admise dans les salles devient pour les élèves un sujet d'études, un moyen d'instruction.

([1]) L'hôpital Saint-André (de Bordeaux), où se trouve le service de clinique obstétricale de l'École de Médecine.

Les examens se font à toutes les périodes du travail; ils sont nombreux, prolongés, et les résultats observés sont consignés, au fur et à mesure, sur un registre *ad hoc.*

On comprend donc sans peine que le diagnostic des positions est fait avec le plus grand soin, et à toutes les époques du travail, de telle sorte que les deux objections de Nægele tombent d'elles-mêmes et s'effacent complètement.

Cette exposition de notre manière de procéder m'a semblé nécessaire, pour éviter l'impression de surprise qu'auraient peut-être fait naître, dans l'esprit de mes lecteurs, les résultats statistiques suivants :

*Statistique des 2,119 accouchements faits à la Clinique obstétricale de l'École de Médecine de Bordeaux, du 1ᵉʳ octobre 1858 au 30 avril 1869.*

**( 17 accouchements gémellaires, et 1 triple. )**

| | | | |
|---|---|---|---:|
| **1,874 PRÉSENTATIONS DU SOMMET** *en position* | *occ.-iliaq. gauche* | antérieure... | 1,563 |
| | | transversale. | 10 |
| | | postérieure.. | 18 |
| | *occ.-iliaque droite* | antérieure... | 202 |
| | | transversale. | 6 |
| | | postérieure.. | 38 |
| | *occipito-sacrée* ............... | | 1 |
| | *sans désignation* ............... | | 36 |
| **48 PRÉSENTATIONS DE LA FACE** *en position* | *mento-iliaque droite* ........... | | 15 |
| | *mento-iliaque gauche* ........... | | 23 |
| | *sans désignation* ............... | | 5 |
| **88 PRÉSENTATIONS DU SIÉGE** *en position* | *sacro-iliaque gauche* ........... | | 45 |
| | *sacro-iliaque droite* ........... | | 35 |
| | *sans désignation* ............... | | 8 |
| **24 PRÉSENTATIONS DU TRONC...** | *Plan latéral droit* ............. | | 14 |
| | *Plan latéral gauche* ............ | | 10 |
| **PRÉSENTATIONS INCONNUES** ............................ | | | 48 |
| **AVORTEMENTS** ........................................... | | | 42 |

2.119

Tels sont les résultats que nous avons observés. Quelques explications nous paraissent nécessaires.

On a vu, dans notre statistique, que plusieurs fois la présentation étant connue, la position n'a pu être indiquée; cela tient à ce que les femmes sont arrivées à un moment où le travail était trop avancé pour que la position primitive ait pu être exactement observée.

Quant aux quarante-huit présentations inconnues, ou l'on a oublié de les noter sur le registre, ou, ce qui est vrai pour le plus grand nombre des cas, les femmes sont arrivées à la clinique, après avoir accouché pendant le trajet de leur domicile à l'hôpital.

Les autres chiffres sont parfaitement exacts, et ne font, on le voit, que confirmer les idées que j'ai déjà fait entrevoir.

Pour nous, comme pour Nægele, Stolz, Dubois, le nombre des positions occipito-postérieures gauches reste inférieur à celui des positions occipito-postérieures droites; mais, contrairement à l'opinion de ces accoucheurs, les positions occipito-postérieures droites sont moins fréquentes que les antérieures du même côté.

Notre statistique porte sur un chiffre d'accouchements un peu supérieur à celui qui a servi à Paul Dubois pour établir la sienne. Avons-nous eu affaire, l'un ou l'autre, à des séries exceptionnelles, et le hasard s'est-il mis de la partie pour fournir à l'un de nous des résultats qui ne sont pas ordinaires? Je l'ignore absolument; mais, comme la question qui nous occupe est une question de chiffres, elle ne peut être tranchée, d'une manière générale, que par des statistiques plus étendues. Il faudrait, en tenant compte des objections qu'a faites Nægele aux statistiques produites par les auteurs qui l'ont précédé, diriger d'une manière spéciale, sur ce point particulier d'obstétrique, l'attention des accoucheurs.

Pour ma part, je crois fermement aux résultats précédents, et, jusqu'à preuve du contraire, je pense être dans le vrai. Il me semble même que la situation de notre clinique d'accouchements devrait plutôt augmenter, dans notre statistique, le nombre des positions occipito-postérieures que le diminuer. Les sages-femmes de la ville, craignant d'avoir des accidents chez elles, envoient en effet très volontiers à la clinique les filles qu'elles reçoivent dans leurs maisons, dès qu'elles observent quelque chose d'insolite, ou même dès que le travail se prolonge un peu trop longtemps. Or, comme la lenteur du travail est quelquefois considérable dans les positions occipito-postérieures, je suis convaincu que quelques-unes des femmes chez lesquelles nous avons observé ces positions ont été dirigées sur notre clinique, pour ce seul motif que l'occiput se présentait en arrière.

Ainsi donc, en tenant compte des chiffres ci-dessus, les positions du sommet devraient, au point de vue de leur fréquence, être rangées, selon nous, dans l'ordre suivant :

| | | | | |
|---|---|---|---|---|
| 1º Positions occipito-iliaques | gauches | antérieures... | 83 0/0 |
| 2º — | — | droites antérieures.... | 13 0/0 |
| 3º — | — | droites postérieures... | 2,03 0/0 |
| 4º — | — | gauches postérieures.. | 0,95 0/0 |
| 5º — | — | droites transversales. | |
| •6º — | — | gauches transversales. | |
| 7º Positions occipito-sacrées. | | | |

Nous nous rapprochons donc de l'opinion de Baudelocque et des anciens accoucheurs. Pour nous, comme pour eux, les positions occipito-antérieures seraient beaucoup plus fréquentes que les occipito-postérieures, et, parmi ces dernières, les occipito-postérieures droites dépasseraient en fréquence les occipito-postérieures gauches.

Par contre, nous sommes bien éloignés, on le voit, de l'opinion de Nægele, qui, sur *cent* présentations du sommet, observait *trente* positions occipito-iliaques droites postérieures, et qui, à part ces dernières et les occipito-iliaques gauches antérieures, considérait toutes les autres variétés comme de pures exceptions.

Malgré la conviction que j'ai tirée de ce que j'ai vu, je suis prêt cependant à me ranger à l'avis des savants accoucheurs cités plus haut, si, au moyen de statistiques plus étendues, je puis être convaincu que la mienne ne représente pas la vérité. Mais, jusqu'alors, il m'est au moins permis de rester dans le doute, et, en attendant de nouvelles recherches, je suis autorisé à ne pas poser de conclusions et à terminer ce chapitre en disant : *Adhuc sub judice lis est.*

Voici, du reste, un tableau comparatif des proportions fournies par les divers auteurs :

| | P. Dubois et Nægele. | Baudelocque | Boivin. | Statistique de l'auteur. |
|---|---|---|---|---|
| P. occip.-il. gauches antér[es]... | 70 0/0 | 82 0/0 | 80 0/0 | 83 0/0 |
| — droites antér[es].... | 5 0/0 | 17 0/0 | 18 0/0 | 13 0/0 |
| — droites postér[es]... | 27 0/0 | 1 0/0 | 2 0/0 | 2,03 0(0 |
| — gauches postér[es].. | 1/160 | | | 0,95 0/0 |

# CHAPITRE III.

## CAUSES ET DIAGNOSTIC DES POSITIONS OCCIPITO-POSTÉRIEURES.

Les auteurs qui ont longuement discuté les causes des présentations du sommet sont restés presque muets sur les causes des diverses positions qu'affecte cette partie. Presque tous se bornent à dire que, s'il est facile d'expliquer la grande fréquence des présentations du vertex, il n'est pas aussi facile de « rendre raison pourquoi, dans ces posi-

» tions obliques, l'occiput est presque toujours placé en
» avant. » (Gardien, t. II, p. 287.)

Dézormeaux (*Dict. en 21 vol.*, art. *Accouchement*) se
contente de dire que cela dépend des mêmes causes qui
déterminent la situation du fœtus dans l'utérus, excepté
cependant pour les positions occipito-sacrées, ces dernières
tenant à ce que, dans un bassin vaste, et dont le sacrum
offre une concavité profonde, la tête du fœtus arrivée dans
l'excavation se renverse en arrière, et que le front s'avance
sous la symphyse du pubis.

Cazeaux, qui explique, comme on l'a vu plus haut, l'extrême fréquence des présentations du sommet, trouve bien
plus difficile de dire pourquoi l'occiput est beaucoup plus
souvent en avant qu'en arrière. « Il est infiniment probable,
» dit-il (*loc. cit.*, p. 420), que cela dépend des mêmes cau-
» ses qui déterminent la présentation du sommet. Ainsi,
» la moitié postérieure de la tête pèse bien plus que la
» moitié antérieure ; la partie postérieure du tronc offre
» aussi un poids bien plus considérable que la moitié anté-
» rieure. De plus, lorsque la femme est debout, assise ou à
» genoux, même couchée sur le côté, la paroi abdominale
» antérieure est le point le plus déclive vers lequel doivent
» se tourner les parties les plus pesantes, c'est-à-dire le plan
» postérieur du fœtus. » En un mot, chose étrange, et qui
prouve son embarras, Cazeaux, pour expliquer la fréquence
moindre des positions occipito-postérieures, attribue un rôle
important à ces mêmes circonstances physiques, qu'il
n'accepte pas, nous l'avons vu, quand il cherche à se rendre
compte des causes qui amènent si fréquemment la présentation du sommet.

Les auteurs sont donc fort embarrassés pour définir les
causes des positions occipito-postérieures.

Nous les avons observées nous-même dans des conditions

physiques très différentes ; le plus souvent chez des femmes dont la conformation du bassin ne laissait rien à désirer, et les vices de conformation ne nous ont pas paru influer sur leur production ; le plus souvent aussi nous les avons notées chez des primipares, mais quelquefois, néanmoins, chez des femmes qui avaient déjà eu plusieurs enfants, dont les accouchements antérieurs avaient été naturels et rapides, et qui, sous l'influence de ces positions défectueuses, n'ont pu accoucher naturellement, ou ont vu tout au moins leur accouchement traîner beaucoup en longueur.

Nous ne pouvons donc, à ce point de vue spécial, que rester dans la prudente réserve gardée par les maîtres de l'art obstétrical, et nous devons avouer que l'étiologie des positions occipito-postérieures est encore à faire tout entière.

Ces positions occipito-postérieures sont, en général, faciles à reconnaître ; car, une fois la présentation du sommet constatée, il ne reste plus qu'à s'assurer de la direction de la suture sagittale et du point où se trouve l'occiput.

Si la suture sagittale est oblique de gauche à droite et d'avant en arrière, la position ne peut être qu'occipito-iliaque gauche antérieure ou occipito-iliaque droite postérieure ; si, au contraire, elle est oblique dans l'autre sens, la position ne peut être qu'occipito-iliaque droite antérieure ou occipito-iliaque gauche postérieure.

Quant à la reconnaissance du point où se trouve l'occiput, elle se fait en soulevant l'un des bords du col, et en suivant, avec le doigt, la suture sagittale, jusqu'à ce que l'on arrive sur l'une des fontanelles. Le diagnostic sera dès lors complet.

Il est quelquefois possible, avant toute exploration interne, de diagnostiquer une position occipito-postérieure par le seul examen de la forme de l'utérus. Stolz, qui a le premier insisté sur ce point (¹), a remarqué en effet, avec raison,

(¹) Stolz, *Remarques sur les différents modes de présentation et de position du fœtus. (Gazette médicale de Strasbourg,* 1843.)

que la forme du globe utérin offre de notables différences, selon que l'occiput est en avant ou en arrière. Dans ce dernier cas, sa plus grande largeur existe bien encore à sa partie supérieure; mais, comme le plan antérieur est en avant, la voussure que l'organe offre à ce niveau est loin d'être aussi uniforme que lorsque le plan antérieur est en arrière. Il faudrait, pour qu'il en fût autrement, que la quantité de liquide amniotique fût beaucoup plus considérable qu'à l'état normal.

Cette situation du plan antérieur en avant fait encore que, au sommet, on sent bien la voussure formée par le siége, mais que, au-dessous de cette voussure, il existe un creux très manifeste; en outre, les extrémités fœtales sont appréciées avec la main d'une manière très distincte, et comme elles ne le sont jamais dans les positions occipito-antérieures.

La direction de l'utérus ne peut donner, malgré ce qu'en ont dit quelques auteurs, aucun signe diagnostique bien précis : la loi formulée par certains auteurs, et d'après laquelle l'utérus serait dirigé à gauche et en avant dans les positions occipito-postérieures droites, et à droite et en avant dans les positions occipito-postérieures gauches, n'a, en effet, rien de très précis. D'après nos propres observations, nous avons constaté, à ce sujet, ce qui suit : sur 38 positions occipito-postérieures droites, l'utérus était situé 6 fois sur la ligne médiane, 10 fois il était dirigé à droite, 10 fois à gauche; dans 12 cas, sa direction ne fut pas notée. Sur 18 positions occipito-postérieures gauches, une seule fois l'utérus était situé sur la ligne médiane, 13 fois il était dirigé à droite, et, dans 4 cas, sa direction n'a pas été notée.

Ce sont là, on le voit, des résultats trop peu précis, pour en pouvoir tirer une conclusion quelle qu'elle soit.

L'examen externe ne fournit donc, dans aucun cas, que

de simples présomptions, et un diagnostic exact et précis ne peut être établi qu'après un examen interne des plus complets.

Il est, du reste, des cas où le diagnostic n'est pas facile à établir, surtout lorsqu'on est appelé, comme cela arrive quelquefois, après que le travail est commencé depuis quelque temps et qu'une tumeur sanguine a pu se former sur la tête de l'enfant ; on cherche alors vainement la grande fontanelle, qui est précisément recouverte par cette tumeur, et lorsque, pour cette cause, on ne peut pas bien reconnaître la position, malgré l'introduction de la main, une position occipito-postérieure est plus que probable.

Les examens répétés sont, d'ailleurs, plus indiqués dans les positions occipito-postérieures que dans toutes les autres, si l'on veut suivre les diverses transformations qui s'opèrent dans la situation du fœtus pendant le travail de l'accouchement, et dont l'étude va faire le sujet du chapitre suivant.

## CHAPITRE IV.

### DES POSITIONS OCCIPITO-POSTÉRIEURES NON PERSISTANTES.

D'une manière générale, l'accouchement, dans les cas de positions occipito-postérieures, peut avec raison, comme l'a fait Guillemot, être comparé à l'accouchement par les fesses ; car la cause de la lenteur du travail, dans ces deux cas, vient du défaut de rapport que les parties qui se présentent ont avec les orifices qu'elles doivent franchir.

Heureusement que souvent les positions occipito-postérieures se transforment, et ne conservent pas jusqu'au bout leurs caractères primitifs.

Quand on étudie, en effet, au moyen de faits bien observés, le mécanisme de l'accouchement dans les positions occipito-postérieures, on est frappé tout d'abord des transformations que ces positions peuvent subir dans le cours du travail; aussi doit-on, avec Joulin, les diviser, au point de vue du travail, en persistantes et en non persistantes ou momentanées.

Ces dernières peuvent se transformer en présentations de la face, ce qui est très rare, ou en positions occipito-antérieures, ce qui est beaucoup plus fréquent.

Les premières, au contraire, gardent jusqu'au bout le caractère qu'elles avaient au début du travail, et, dans ce cas, ou bien l'occiput se place dans la concavité du sacrum, ou ce qui arrive quelquefois, comme on pourra le voir par quelques-unes des observations suivantes, le sommet conserve dans l'excavation la position oblique qu'il avait primitivement au détroit supérieur, et ne subit aucun mouvement de rotation ni en avant ni en arrière : l'accouchement ne peut alors se terminer que d'une manière artificielle, et par l'intervention active de l'accoucheur.

Étudions successivement le mécanisme de l'accouchement dans les quatre conditions énumérées ci-dessus, en commençant par les positions occipito-postérieures non persistantes.

**§ I. — Transformation des positions occipito-postérieures<br>en positions occipito-antérieures.**

La transformation des positions occipito-postérieures en occipito-antérieures du même côté se produit très fréquemment. Nægele, sur 144 positions occipito-postérieures primitives, a vu la réduction spontanée s'opérer 127 fois; Dubois, sur 503 cas, a vu la réduction s'opérer 464 fois, et nous-même nous avons vu, sur un total de 57 positions occipito - postérieures , cette transformation, se produire 42 fois.

Nægele croyait même si fermement à cette transformation fréquente des positions occipito-postérieures que, pour lui, tous les accouchements terminés en position occipito-antérieure droite n'étaient que des exemples de la transformation d'une position occipito-postérieure du même côté. Le fait n'est pas exact d'une manière aussi générale, mais la transformation dont nous parlons se produit, il est vrai, dans la grande majorité des cas.

Nous devons ajouter que cette transformation peut s'opérer indifféremment, que la position occipito-postérieure primitive soit droite ou gauche ; mais que cependant on l'observe plus fréquemment dans le premier cas que dans le second. Ainsi, tandis que, sur 18 positions occipito-postérieures gauches, nous n'avons vu l'occiput tourner en avant que 11 fois, sur 37 positions occipito-postérieures droites, cette rotation s'est produite 31 fois.

Aussi Nægele s'était-il occupé surtout, comme on l'a vu, des transformations des positions occipito-postérieures droites en antérieures du même côté. Baudelocque, Maygrier, Capuron, s'étaient bornés à indiquer la possibilité de ces transformations, quand l'occiput occupait l'un des points, quel qu'il fût, de la moitié postérieure du bassin, et, en réalité, c'est M<sup>me</sup> Lachapelle qui, en 1817 ([1]), a donné la première observation complète et détaillée de transformation d'une quatrième position fronto-cotyloïdienne droite en première ; le D<sup>r</sup> Villeneuve a publié la seconde ([2]).

Cette conversion de positions que le professeur de Marseille regardait, au moment où il publia son Mémoire,

([1]) M<sup>me</sup> Lachapelle, *loc. cit.*, t. I, p. 169.
([2]) Villeneuve, *Compte-rendu de la Maternité de Marseille*. (*Gazette médicale de Paris*, 1838, p. 85.)

comme une découverte inattendue, est admise aujourd'hui sans conteste, grâce aux observations qui se sont multipliées, et il est reconnu que les positions occipito-postérieures gauches peuvent se transformer en antérieures, tout comme les occipito-postérieures droites.

Cela dit, étudions successivement, en nous appesantissant sur ce qu'ils peuvent offrir de particulier, chacun des six temps de l'accouchement, dans le cas où cette transformation se produisant, la parturition se termine d'une façon naturelle, ce qui, dans notre statistique, est arrivé 33 fois sur 42.

1<sup>er</sup> Temps. — *Flexion.* — Ici, comme dans toutes les présentations du sommet, le premier mouvement que subit la tête pendant l'accouchement est un mouvement de flexion très prononcé. La tête, déjà légèrement fléchie sur la poitrine, se trouve, dès les premières douleurs, placée entre une puissance représentée par les contractions utérines et une résistance représentée par la matrice, le bassin et les orifices que la tête doit franchir.

La puissance, agissant sur l'extrémité pelvienne du fœtus, est transmise directement par le rachis sur le point de la tête qui correspond au grand trou occipital, et, arrivée en ce point, elle se divise en suivant la direction du diamètre occipito-mentonnier.

Les bras de levier, auxquels la force est transmise, étant essentiellement différents comme longueur, le résultat offrira lui-même des différences notables. Le point correspondant au bras du levier le plus court (occiput) s'abaissera, tandis que le menton, au contraire, s'élèvera pour venir se mettre en contact immédiat avec la face antérieure du thorax.

En un mot, la flexion de la tête se produit ici comme dans toutes les positions du sommet quelles qu'elles soient, et elle a pour but de substituer au diamètre occipito-frontal de 110 millimètres le sous-occipito-bregmatique qui n'en mesure que 95. La seule particularité que l'on observe, c'est que la flexion commence à se produire tout à fait au début des douleurs, au détroit supérieur, et non plus sur le segment inférieur de la matrice ou sur le plancher du bassin, comme il arrive le plus souvent dans les positions occipito-antérieures.

Cette précocité dans la flexion est d'ailleurs indispensable, car plus que dans les positions antérieures de l'occiput, et à cause du grand mouvement de rotation qui doit se produire, il est nécessaire qu'on ait, dès le début, une diminution du volume de la partie fœtale par substitution de rapports, et une rigidité acquise par la fixation du menton sur le thorax. Cette dernière condition est surtout nécessaire pour que les forces mises en jeu puissent être utilement employées à ramener l'occiput en avant.

Il faut dire cependant que ce mouvement de flexion est toujours moins prononcé que dans les positions occipito-antérieures, et on peut facilement s'en assurer par la difficulté qu'on éprouve à atteindre avec le doigt la fontanelle postérieure.

2e Temps. — *Engagement.* — Ce temps d'engagement, de descente ou de progression, se confond, dans les accouchements en position occipito-postérieure, d'une manière tellement intime avec le troisième, que leur étude ne peut être séparée ; ils se font simultanément. Ce dernier ne se complète même que lorsque le mouvement de rotation a ramené l'occiput en avant.

3e Temps. — *Rotation interne de la tête.* — Celui-ci peut passer, à juste titre, pour le plus remarquable, et c'est celui qui mérite d'être étudié, dans toutes ses parties, avec le plus grand soin.

Ce mouvement de rotation si étendu, destiné à faciliter l'œuvre de la parturition, tout merveilleux qu'il est en apparence, est cependant facilement compréhensible, et soumis à des lois physiques bien évidentes et bien ordinaires.

Les divers accoucheurs qui se sont succédé jusqu'à Velpeau et Paul Dubois ne s'en sont guère occupés. Ils étaient persuadés, en effet, que, dans l'immense majorité des cas, l'occiput né tournait en avant que lorsqu'il occupait un des points de la moitié antérieure du bassin, et que la transformation des positions occipito-postérieures en occipito-antérieures ne constituait que de rares exceptions. (Baudelocque, t. Ier, § 708.)

Dans ces conditions, les causes de ce mouvement de rotation n'étaient pas difficiles à trouver ; elles résidaient uniquement dans la direction des plans inclinés du bassin. Aujourd'hui qu'on a reconnu la possibilité et la fréquence d'une rotation complète de l'occiput d'arrière en avant, cette opinion est tout à fait inadmissible, puisque, dans les positions occipito-postérieures réduites, ce mouvement s'exécute tout à fait en sens inverse de ces plans, et qu'il s'accomplit parfois en dehors de leur sphère d'action, soit à l'entrée du détroit supérieur, soit seulement sur les parties molles.

Aussi Dubois a-t-il proposé une autre théorie [1]. « La » cause du mouvement de rotation réside, dit-il, dans la » combinaison d'un assez grand nombre d'éléments : d'une » part, dans le volume, la forme, la mobilité des parties qui » sont expulsées, et d'autre part, dans la capacité, la forme » et la résistance du canal parcouru. » — « Telle est, dit-il

[1] Dubois, *Journal des connaissances médico-chirurgicales*, 1834.

» encore, l'influence de cette combinaison, que les parties
» du fœtus se placent dans les conditions les plus favora-
» bles à leur passage. Une vive résistance leur est-elle
» opposéé en un point, elles s'y soustraient, grâce aux
» conditions fœtales et maternelles de glissement facile,
» et cherchent un lieu où il y ait plus de place et de
» liberté. »

Cette théorie de Paul Dubois, que le savant accoucheur appuyait sur des expériences trop connues pour qu'il soit besoin de les reproduire ici, est vivement discutée par Cazeaux (¹). D'après lui, l'explication et les expériences de Paul Dubois détaillent le fait et le confirment, mais ne l'expliquent nullement. Négligeant complètement, et à tort, selon nous, l'élément forme qui décide le mouvement, Cazeaux donne, de cette rotation si étendue, une explication purement géométrique. C'est en composant un véritable parallélogramme des forces qu'il arrive à construire une diagonale ou résultante des forces, dirigée dans le sens que doit nécessairement suivre l'occiput, c'est-à-dire d'arrière en avant et de haut en bas.

A son tour, Pajot, esprit éminemment synthétique, a montré, dans une très remarquable étude sur les phéno-mènes mécaniques du travail (²), que tous les accouchements naturels et spontanés s'exécutent d'après la même loi, et il a dit, selon nous, le dernier mot de la question qui nous occupe, en mettant les causes de rotation de l'occiput sous l'influence de ce principe immuable de mécanique : « Quand » un corps solide est contenu dans un autre, si le contenant » est le siége d'alternatives de mouvement et de repos, si les » surfaces sont glissantes et peu anguleuses, le contenu ten-

(¹) Cazeaux, *Traité de l'art des accouchements*, p. 433.
(²) Pajot, *Dictionnaire encyclopédique des sciences médicales*, t. I, art. *Accouchement.*

» dra sans cesse à accommoder sa forme et ses dimensions
» aux formes et à la capacité du contenant. »

Nous verrons, plus tard, que cette loi si simple se trouve confirmée même par les cas dans lesquels la rotation ne se produit pas, car il existe alors des conditions physiques qui rendent son exécution impossible.

Grâce à ce mouvement de rotation, expliqué, on vient de le voir, de façons diverses par les auteurs, l'occiput vient se placer derrière la cavité cotyloïde; et la transformation est alors complète.

Dans certains cas très exceptionnels, ce mouvement de rotation dépasse les limites ordinaires, et l'occiput placé, par exemple, au début du travail, en rapport avec la symphyse sacro-iliaque droite, se trouve successivement en rapport avec l'extrémité droite du diamètre transverse, la face postérieure de la cavité cotyloïde droite, la symphyse du pubis et la cavité cotyloïde gauche. Ce n'est qu'après un moment de repos que l'occiput rétrograde, et vient se placer de nouveau derrière la symphyse.

Ce dernier fait a été signalé pour la première fois par Paul Dubois, et Cazeaux prétend l'avoir lui-même observé. Pour ma part, je n'ai jamais rien vu de semblable, et je n'ai trouvé consignée sur les registres qui m'ont servi à établir ma statistique l'indication d'aucun mouvement de rotation aussi étendu.

Il nous reste à connaître à présent le point sur lequel se produit cette rotation.

A moins de circonstances exceptionnelles, représentées par un bassin rétréci au détroit supérieur ou une extrémité céphalique trop volumineuse, la tête placée en position occipito-postérieure, poussée par les contractions utérines que lui transmet le rachis, descend dans l'excavation, en se fléchissant et en suivant l'axe du détroit supérieur : la tête assez fortement fléchie, et offrant ses plus petits diamètres, ne rencontre, en effet, aucune résistance dans la partie osseuse du canal pelvien; mais elle est bientôt arrêtée, dès qu'elle rencontre la résistance des parties inférieures et latérales du bassin ou des parties molles du plancher périnéal, et c'est précisément cette résistance qui va être cause du changement de direction de l'occiput.

« Cette résistance, dit Cazeaux (*loc. cit.*, p. 433), peut
» être représentée par une force de direction perpendicu-
» laire à la surface heurtée, et qui serait appliquée sur la
» tête du fœtus à son point de contact avec le plan posté-
» rieur de l'excavation. Ce point de contact est évidem-
» ment, dans le cas qui nous occupe, la partie latérale et
» postérieure de la tête, qui vient heurter contre un des
» points de la paroi postérieure de l'excavation. »

La tête du fœtus, poussée dès lors d'un côté par les contractions utérines, et de l'autre par une force de résistance représentée par la perpendiculaire à la surface heurtée, change nécessairement de direction, et achève un mouvement de rotation d'arrière en avant, que, pendant son mouvement de descente, elle a légèrement commencé.

Ce n'est que par une rare exception, quand la tête est chassée rapidement et ne rencontre que peu d'obstacle au détroit périnéal, que la conversion se fait au passage inférieur.

Ce mouvement de rotation est d'ailleurs assez facile à suivre avec le doigt. Il arrive, en effet, le plus souvent que, avant qu'il ne se produise, la tête reste immobile pendant un certain temps, et que, pendant ce temps-là aussi, se produit la rupture de la poche et l'écoulement des eaux de l'amnios. Rien n'empêche alors de suivre toutes les périodes de cette rotation, qui s'exécute peu à peu par de légers mouvements de va-et-vient, suivant la direction d'une spirale (Nægele), et qui a pour but de placer la tête dans les conditions physiques les meilleures pour sa sortie.

Dès que la tête a subi ce grand mouvement de rotation, elle se trouve, au point de vue de la marche du travail, absolument dans les mêmes conditions que lorsque la tête se présente d'emblée en position occipito-antérieure, et les trois derniers temps de l'accouchement ( extension, — rotation externe de la tête et interne des épaules, — expulsion du tronc), n'offrent rien qui mérite d'être signalé.

Nous devons dire cependant que ces trois derniers temps se succèdent toujours dans un ordre immuable, tandis que nous avons vu les trois premiers se confondre presque et s'exécuter en même temps.

Tel est le mécanisme de l'accouchement naturel, dans les cas où des positions occipito-postérieures droites ou gauches se transforment spontanément en occipito-antérieures.

Sur les 42 réductions spontanées que nous avons observées nous-même, l'accouchement s'est terminé 33 fois sans le secours de l'art et par les seules forces de la nature.

Je crois, pour donner plus de poids à mon dire, devoir reproduire tout au long ces 33 observations ; je les ai seulement rendues aussi concises que possible, au risque de les entacher d'une certaine monotonie. Les voici dépouillées de toute espèce de réflexions, et ne renfermant que les circonstances les plus saillantes et les plus nécessaires à constater, en un mot, les seules indispensables.

OBSERVATION I.

*Présentation du sommet en position occipito-iliaque droite postérieure. — Rotation de l'occiput en avant. — Accouchement naturel. — Enfant mort-né.*

Antoinette Courracle, vingt-neuf ans, célibataire, entre à la clinique d'accouchements (n° 3) le 15 février 1861.

Cette fille, primipare, est enceinte de six mois. Au moment de son entrée, on trouve l'utérus situé sur la ligne médiane. Le ventre est peu volumineux, l'ombilic est déprimé, et l'utérus ne s'élève encore qu'à deux travers de doigt au-dessus de l'anneau ombilical.

Le col est effacé, la dilatation n'a encore que les dimensions d'une pièce de cinquante centimes. La tête, encore au détroit supérieur, repousse en avant la paroi antérieure du corps.

Le travail, commencé le 15 février, vers quatre heures du matin, ne s'établit, d'une façon complète, que vers neuf heures du matin.

Les douleurs peu vives, éloignées, ont surtout leur siége dans les reins et les côtés du bas-ventre ; la poche des eaux est rompue le 15, à midi.

Le sommet se présente en position *occipito-iliaque droite postérieure;* mais, arrivée au détroit inférieur, la tête a complètement exécuté son mouvement de rotation d'arrière en avant, et la femme accouche naturellement le 15 février, à trois heures du soir.

L'enfant, du sexe féminin, mort-né, pèse 1,100 grammes, et mesure 36 centimètres du synciput au talon, et 22 du synciput à l'ombilic [1].

La délivrance et les suites de couches furent régulières, et cette fille sortit guérie le 27 février.

OBSERVATION II.

*Présentation du sommet en position occipito-iliaque droite postérieure. — Accouchement naturel, en position occipito-antérieure.*

Marie Courtade, dix-neuf ans, née à Bordeaux (Gironde), célibataire, primipare, entre à la clinique obstétricale (n° 6) le 13 février 1861.

Cette fille, d'une constitution forte, d'un tempérament sanguin et d'une conformation très régulière, est enceinte pour la deuxième fois.

[1] Dans toutes les observations qui suivent, les mesures ont été prises de la même façon; cela dit une fois pour toutes.

Elle est arrivée à terme, et la marche de la grossesse a été naturelle.

Le travail commence le 13 février, à dix heures du matin, et s'établit complètement à trois heures du soir. Les douleurs ne sont ni fortes, ni très rapprochées, mais cependant la dilatation se fait très régulièrement.

Le sommet se présente en position *occipito-iliaque droite postérieure*. La rotation d'arrière en avant s'opère d'une façon régulière, et la patiente accouche le 14 février, à deux heures du matin.

L'enfant, du sexe féminin, pèse 3,750 grammes et mesure 51 et 29 centimètres.

La délivrance et les suites de couches ont été naturelles.

OBSERVATION III.

*Présentation du sommet en position occipito-iliaque droite postérieure. — Transformation en occipito-antérieure. — Accouchement naturel. — Mort.*

Virginie Bosc, vingt-trois ans, célibataire, couturière, entre à la clinique ( n° 9) le 18 février 1861.

Cette fille, d'une forte constitution, d'un tempérament lymphatique et bien conformée, est enceinte pour la deuxième fois.

La marche de cette dernière grossesse a été régulière; il y a eu seulement quelques vomissements muqueux pendant les quinze premiers jours.

Deux jours avant son entrée à la clinique, cette fille a fait une chute dans son escalier, et depuis lors elle a ressenti une grande fatigue ; il est même survenu une teinte ictérique très marquée de la peau et des conjonctives.

Au moment de l'arrivée de la malade, on trouve l'utérus fortement incliné à droite, et la dilatation du col a déjà atteint les dimensions d'une pièce de cinquante centimes.

Les premières douleurs s'étaient fait ressentir le 17 février, à deux heures du matin.

Les douleurs sont faibles et éloignées, et la tête, qui se présente en position *occipito-iliaque droite postérieure,* avance lentement.

La rotation se fait d'arrière en avant, et la femme accouche naturellement le 18 février, à six heures du soir, d'un enfant mâle pesant 1,250 grammes.

La délivrance se fait naturellement, et les suites de couches sont régulières jusqu'au 22.

Ce jour-là, à la visite du matin, on trouve l'utérus volumineux et douloureux à la pression. Le pouls est cependant assez calme ; les lochies ont une odeur infecte. La peau a pris, depuis hier, une teinte ictérique très prononcée. Il a existé toute la nuit une certaine divagation dans les idées, et la malade a passé la nuit à se lever, cherchant à aller se coucher dans le lit de ses voisines.

Le soir, l'intelligence est absolument perdue, les pupilles sont très largement dilatées. Vomissements bilieux fréquents, urines involontaires, pas de selles.

Le 23, la teinte ictérique de la peau est extrêmement prononcée. Il survient dans la matinée des attaques de convulsions qui se reproduisent toute la journée avec une extrême fréquence.

La malade meurt le 23, à sept heures du soir.

La nécropsie n'a pu être faite, par suite du refus de la famille.

-OBSERVATION IV.

*Présentation du sommet en position occipito-iliaque droite postérieure. — Accouchement naturel en position occipito-antérieure.*

Héloïse Barthe, vingt-six ans, culottière, célibataire, née à Paris (Batignolles).

Enceinte pour la troisième fois, cette fille, d'une forte constitution, bien conformée et d'une taille moyenne, entre à la clinique (n° 5) le 1er mars 1861.

En l'examinant, au moment de son entrée, on trouve l'utérus fortement incliné à gauche. La dilatation était déjà complète et la poche des eaux s'est rompue pendant l'examen.

La grossesse est arrivée à terme.

Le travail, commencé le 28 février, à huit heures du soir, s'établit complètement le 1er mars, à deux heures du matin ;

les ouleurs sónt énergiques , et malgré cela le travail marche lentement.

La tête, d'abord placée en position *occipito-iliaque droite postérieure*, exécute très régulièrement son mouvement de rotation d'arrière en avant, et l'accouchement se termine le 1er mars, à dix heures du matin.

L'enfant, du sexe masculin, pèse 3,000 grammes et mesure 53 et 29 centimètres de longueur.

La délivrance et les suites de couches ont été naturelles.

La malade quitte l'hôpital le 10 mars.

## OBSERVATION V.

*Présentation du sommet en position occipito-iliaque droite postérieure. — Rotation de l'occiput d'arrière en avant. — Accouchement naturel. — Fièvre puerpérale. — Mort.*

Marie Rousset, servante, vingt-cinq ans, célibataire, née dans les Basses-Pyrénées, entre à la clinique d'accouchements le 2 mars 1861.

Cette fille, primipare, est forte, d'un tempérament sanguin, d'une taille moyenne, et bien conformée.

L'utérus remonte jusqu'à l'épigastre et est fortement incliné à droite. Au moment de l'entrée de la malade, le col est complètement effacé, et la tête, engagée au détroit supérieur, repousse la paroi antérieure de l'utérus.

La grossesse est arrivée à terme.

Les douleurs commencent e 1er mars, à une heure du matin, et deviennent beaucoup plus fortes à six heures. La dilatation n'est complète qu'à quatre heures du soir.

La tête, qui se présente en position *occipito-iliaque droite postérieure*, n'exécute que très lentement sa rotation d'arrière en avant, et l'accouchement ne se termine que le 2 mars, à dix heures du matin.

L'enfant, du sexe féminin, pèse 2,800 grammes et mesure 50 et 28 centimètres.

Dès que ce long accouchement fut terminé, le col revint brusquement sur lui-même, et la délivrance, au dire de la sage-femme et des élèves qui l'assistaient, ne se fit qu'au bout d'une heure, après des tractions énergiques. Le placenta, dit-on, était entier.

La sortie du délivre fut suivie, paraît-il, d'une hémorrhagie légère, et, au moment où nous voyons la malade, l'utérus, volumineux, renferme une assez grande quantité de caillots.

A partir du quatrième jour après les couches, il se manifeste des symptômes de fièvre puerpérale, et la malade meurt le 13 mars.

A la nécropsie, on trouve du pus dans les sinus utérins, dans deux ou trois grandes articulations, et dans la cavité pleurale droite.

### OBSERVATION VI.

*Présentation du sommet en position occipito-iliaque droite postérieure. — Transformation en occipito-antérieure. — Accouchement naturel.*

Anna Rey, âgée de vingt-cinq ans, couturière, mariée, née à Montech (Tarn-et-Garonne), est enceinte pour la cinquième fois.

Entrée le 5 mars 1861 à la clinique (n° 9), cette femme a toujours accouché heureusement et fort vite.

Elle est forte, d'un tempérament sanguin, d'une taille moyenne, et très bien conformée.

Elle a commencé à souffrir le 9 mars, à cinq heures du matin, mais le travail ne s'établit d'une manière complète qu'à dix heures.

L'utérus est fortement incliné à droite, le sommet se présente en position *occipito-iliaque droite postérieure*, et la tête exécute d'une façon très régulière son mouvement de rotation d'arrière en avant.

L'accouchement a lieu le 9 mars, à huit heures et demie du soir.

L'enfant, du sexe masculin, pèse 2,950 grammes et mesure 47 et 25 centimètres de longueur.

La mère quitte la clinique le 20 mars 1861.

## Observation VII.

*Présentation du sommet en position occipito-iliaque droite postérieure. — Accouchement naturel, en position occipito-antérieure.*

Marie Chevron, trente-huit ans, journalière, célibataire, née à Bergerac (Dordogne), entre à la clinique obstétricale (n° 6) le 9 mars 1861.

Cette fille, d'une constitution assez délicate, d'un tempérament nerveux prononcé, est d'une taille moyenne et très bien conformée.

Elle est enceinte pour la troisième fois, et cette dernière grossesse est arrivée à terme. Elle a commencé à souffrir le 9 mars, à quatre heures du matin.

Les douleurs franches, portant bien, sont rapprochées et bien soutenues. La dilatation se fait rapidement.

La tête se présente en position *occipito-iliaque droite postérieure*, mais la rotation d'arrière en avant se fait d'une manière très régulière, et cette fille accouche le 9 mars, à neuf heures et demie du matin, d'un enfant du sexe masculin pesant 3,420 grammes et mesurant 53 et 29 centimètres de longueur.

La délivrance a été naturelle, les suites de couches ont été heureuses, et la femme sort le 20 mars.

## Observation VIII.

*Présentation du sommet en position occipito-iliaque gauche postérieure. — Accouchement naturel, après rotation de l'occiput en avant.*

Marie Bonnet, trente ans, domestique, mariée, née à Tarbes (Hautes-Pyrénées), entre à la clinique d'accouchements (n° 6) le 14 mars 1861.

Enceinte pour la seconde fois, cette femme, d'une constitution délicate, lymphatique, bien conformée, et d'une taille élevée, a été malade pendant toute sa grossesse, et au moment de son entrée, il est malheureusement trop facile de constater tous les signes d'une phthisie pulmonaire arrivée à la deuxième période.

Malgré cet état morbide très avancé, la grossesse est arrivée à terme.

L'utérus est fortement incliné à droite ; le col est complètement effacé au moment de l'entrée de la malade : il est dilatable, mais non encore dilaté.

La tête, engagée au détroit supérieur, repousse la paroi antérieure de l'utérus.

Le travail, dont le début remonte au 14 mars, à six heures du matin, ne s'établit complètement que le même jour à onze heures du soir.

Les douleurs ne portent pas, fatiguent beaucoup la malade et la jettent dans un état d'angoisse inexprimable. Le col n'est encore que dilatable et nullement dilaté après quinze heures de souffrances.

Le sommet se présente en position *occipito-iliaque gauche postérieure*. La rotation d'arrière en avant se fait régulièrement, mais avec une lenteur extrême, et cette malheureuse femme n'accouche que le 15 mars, à sept heures du matin.

L'enfant, du sexe féminin, fortement constitué, pèse 3,230 grammes et mesure 52 et 29 centimètres de longueur.

La délivrance fut naturelle, mais pendant les trente-six heures qui suivirent l'accouchement, cette femme resta plongée dans un anéantissement des plus profonds et des plus pénibles.

Elle sortit de la clinique le 29 mars, pour entrer dans un service de médecine, où elle succomba quelque temps plus tard à la phthisie pulmonaire.

OBSERVATION IX.

*Présentation du sommet en position occipito-iliaque droite postérieure. — Accouchement naturel en position occipito-antérieure.*

Catherine Descoube, vingt ans, journalière, célibataire, entre à la clinique d'accouchements (n° 9) le 7 avril 1861.

Cette fille, d'une constitution assez forte, d'un tempérament lymphatique, d'une taille assez élevée, et bien conformée, est enceinte pour la première fois.

Arrivée sans aucun accident au terme de sa grossesse, elle a commencé à souffrir le 6 avril, vers sept heures du soir, et le travail s'est complètement établi le 7, à une heure du matin.

La dilatation est à peu près complète à midi ; la tête se présente en position *occipito-iliaque droite postérieure.*

Les douleurs ont toujours été très fortes, et elles ont ramené l'occiput en avant.

L'accouchement se termine naturellement le 7 avril, à huit heures du soir.

L'enfant, du sexe masculin, pèse 3,350 grammes et mesure 52 et 28 centimètres.

La délivrance et les suites de couches ont été naturelles.

OBSERVATION X.

*Présentation du sommet en position occipito-iliaque droite postérieure. — Accouchement naturel, en position occipito-antérieure.*

Pauline Méliet, vingt ans, tailleuse, célibataire, née dans le Gers.

Elle est admise à la clinique d'accouchements (n° 6) le 27 mai 1861.

Enceinte pour la première fois, cette fille, d'une bonne constitution, d'un tempérament nervoso-sanguin, d'une taille moyenne, et très bien conformée, est arrivée au terme de sa grossesse.

Les premières douleurs se font ressentir le 26 mai, vers onze heures du soir, mais le travail ne s'établit d'une manière complète que le 27, dans la nuit.

Le sommet se présente en position *occipito-iliaque droite postérieure*, et il exécute un mouvement complet de rotation d'arrière en avant. Ce mouvement est très lent, ce qui retarde l'accouchement jusqu'au 28 mai, à six heures du matin.

L'enfant, du sexe masculin, pèse 2,850 grammes et mesure 49 et 27 centimètres.

La délivrance fut naturelle, et les suites de couches furent très heureuses.

La malade sortit le 10 juin.

## OBSERVATION XI.

*Présentation du sommet en position occipito-iliaque gauche postérieure. — Rotation de l'occiput en avant. — Accouchement naturel. — Métro-péritonite. — Mort.*

Marguerite Chastenet, âgée de dix-neuf ans, teinturière, célibataire, née à Bergerac, est d'une forte constitution, d'une taille élevée, d'un tempérament lymphatique.

Cette fille, primipare, très régulièrement conformée, entre à la clinique d'accouchements (n° 7) le 1er juin 1861.

Elle est arrivée à terme, et l'utérus est très fortement porté à droite. L'examen extérieur ne laisse noter rien de particulier, et, par le toucher vaginal, on sent très manifestement la tête à travers les parois utérines.

La malade commence à ressentir les premières douleurs le 31 mai, vers deux heures du soir, et le travail s'établit complétement le 1er juin, à six heures du matin.

Les douleurs sont rapprochées, longues, fortes, et portent bien. Aussi, la dilatation se fait-elle assez rapidement, et la tête qui se présente en position *occipito-iliaque gauche postérieure*, exécute-t-elle son mouvement complet de rotation d'arrière en avant.

Marguerite Chastenet accouche le 1er juin, à onze heures du matin, d'un enfant, du sexe féminin, pesant 3,300 grammes, et mesurant 51 et 28 centimètres.

La délivrance et les suites de couches n'ont rien offert à signaler. La malade quitte la clinique, le 12 juin, en parfaite santé.

## OBSERVATION XII.

*Présentation du sommet en position occipito-iliaque droite postérieure. — Rotation de l'occiput en avant. — Accouchement naturel.*

Marguerite G..., vingt-quatre ans, lisseuse, célibataire, née à Grenade (Landes).

Enceinte pour la première fois, cette fille, d'une forte constitution, d'un tempérament sanguin, d'une taille élevée, est bien conformée. Elle est admise à la clinique (n° 12) le 24 juin 1861.

Sa grossesse est arrivée à terme, l'utérus est fortement incliné à droite, et les douleurs ont commencé à se faire ressentir le 24 juin, vers quatre heures du matin.

Le travail ne s'établit complètement qu'après l'arrivée de la malade à la clinique, c'est-à-dire vers huit heures du soir. Les douleurs sont bien soutenues et énergiques.

La tête se présentait en position *occipito-iliaque droite postérieure;* mais elle exécuta un mouvement complet de rotation d'arrière en avant, de telle sorte que l'occiput vint se placer sous le pubis.

L'accouchement se termina ainsi d'une façon très naturelle le 25 juin, à une heure du matin, par l'expulsion d'une fille pesant 3,380 grammes et mesurant 52 et 29 centimètres de longueur.

La délivrance et les suites de couches furent parfaitement naturelles. Exeat le 4 juillet.

OBSERVATION XIII.

*Présentation du vertex en position occipito-iliaque droite postérieure. — Transformation en position occipito-antérieure. — Accouchement naturel.*

Louise G..., âgée de trente-trois ans, piqueuse de bottines, célibataire, primipare, née dans les Basses-Pyrénées.

Au moment de son entrée à la clinique, le travail est déjà commencé depuis la veille, 2 juillet 1861, à onze heures du soir.

La grossesse est arrivée à terme, et l'utérus est fortement incliné à droite.

Le travail s'établit complètement le 3 juillet, à cinq heures du soir.

Le vertex se présente en position *occipito-iliaque droite postérieure.*

L'occiput exécute un mouvement complet de rotation

*d'arrière en avant* d'une manière très régulière, et vient se placer sous l'arcade du pubis.

L'accouchement se termine le 4 juillet, à quatre heures du matin, d'une façon toute naturelle.

L'enfant, du sexe féminin, pèse 3,100 grammes et mesure 50 et 28 centimètres.

La délivrance et les suites de couches ont été parfaitement naturelles.

### OBSERVATION XIV.

*Présentation du sommet en position occipito-iliaque droite postérieure. — Transformation en position occipito-antérieure. — Accouchement naturel.*

Julie M..., vingt-deux ans, domestique, célibataire, née dans la Charente-Inférieure.

Cette fille, entrée le 15 juin 1861 à la clinique (n° 9), est d'une constitution assez bonne, d'un tempérament lymphatique, d'une taille moyenne et bien conformée.

Primipare et à terme, elle a commencé à souffrir le 14 juillet, à neuf heures du soir, et le travail s'est complètement établi le 15, à cinq heures du matin.

A midi, la dilatation avait atteint les dimensions d'une pièce de deux francs ; les douleurs devinrent alors très franches et portèrent bien.

Le sommet se présente en position *occipito-iliaque droite postérieure.*

Les membranes sont rompues le 15, à trois heures de l'après-midi, la dilatation étant complète.

La tête commença dès lors à exécuter avec lenteur un mouvement de rotation qui ramena l'occiput en avant, et la femme accoucha le 15, à huit heures et demie du soir, d'un enfant du sexe féminin pesant 3,050 grammes et mesurant 50 et 28 centimètres.

La délivrance et les suites de couches furent naturelles.

La malade quitta la clinique le 24 juillet.

### Observation XV.

*Présentation du sommet en position occipito-iliaque gauche postérieure. — Rotation de l'occiput en avant. — Accouchement naturel.*

Cécile J..., vingt-un ans, giletière, célibataire, née à Limoges (Haute-Vienne).

Primipare et à terme, cette fille est admise à la clinique (n° 2) le 1er août 1861.

L'utérus est très fortement incliné à droite, et les douleurs ont commencé à se faire sentir le 31 juillet, à midi.

Le 1er août, à sept heures du matin, le col est complètement effacé, et l'orifice est de la largeur d'une pièce de cinq francs.

Les douleurs sont rapprochées, bien soutenues, et la tête qui se présente en position *occipito-iliaque gauche postérieure* exécute lentement un mouvement de rotation complet d'arrière en avant.

La poche des eaux est rompue pendant une douleur, à dix heures du matin, et la femme accouche le 1er août, à midi et demi, d'un enfant qui pèse 3,050 grammes et qui mesure 49 et 26 centimètres de longueur.

La délivrance et les suites de couches furent très naturelles, et cette fille put quitter la clinique le 9 août.

### Observation XVI.

*Présentation du sommet en position occipito-iliaque droite postérieure. — Accouchement naturel en position occipito-antérieure.*

Marie Gartin, âgée de dix-huit ans, domestique, célibataire, née à Saint-Lanne (Hautes-Pyrénées), est admise à la clinique (n° 10) le 6 janvier 1862.

Cette fille, d'une bonne constitution, d'un tempérament lymphatique, d'une taille élevée, est bien conformée; elle est primipare.

La grossesse est arrivée à terme; l'utérus, très développé, est situé sur la ligne médiane.

La femme ressent les premières douleurs le 5 janvier, à onze heures du soir, mais elles deviennent beaucoup plus fortes et beaucoup plus fréquentes le 6, à six heures du matin.

Le sommet se présente en position *occipito-iliaque droite postérieure,* et il exécute un mouvement complet de rotation d'arrière en avant. Ce mouvement s'exécute avec une très grande lenteur, car la femme n'accouche que le 7 janvier, à deux heures du matin.

L'enfant, du sexe masculin, est vivant ; il pèse 2,250 grammes et mesure 45 et 24 centimètres.

La délivrance fut naturelle, et les suites de couches furent heureuses.

La femme quitta la clinique le 17 janvier 1862.

## OBSERVATION XVII.

*Présentation du sommet en position occipito-iliaque gauche postérieure. — Transformation en occipito-antérieure. — Accouchement naturel.*

Marie L..., âgée de vingt-deux ans, tailleuse, célibataire, née à Guéret (Creuse), entre à la clinique (n° 6) le 21 octobre 1862.

Cette fille, enceinte pour la première fois, est d'une constitution faible, d'un tempérament lymphatique et d'une taille élevée. Sa conformation est régulière.

Elle est arrivée au terme de sa grossesse, et l'utérus est fortement incliné à droite.

Les premières douleurs se font ressentir le 21, à huit heures du matin, et le travail s'établit complètement à six heures du soir.

Pendant le travail, la tête, qui se présentait d'abord en position *occipito-iliaque gauche postérieure,* exécute avec lenteur un mouvement complet de rotation qui ramène l'occiput en avant, et c'est dans cette nouvelle situation qu'est expulsé, à minuit, un enfant du sexe masculin pesant 3,100 grammes et mesurant 49 et 26 centimètres.

La délivrance, ainsi que les suites de couches, furent parfaitement naturelles, et la malade quitta la clinique le 2 novembre.

OBSERVATION XVIII.

*Présentation du sommet en position occipito-iliaque droite postérieure. — Rotation de l'occiput en avant. — Accouchement naturel.*

Lambertine B..., âgée de vingt-huit ans, domestique, célibataire, est née à Sauveterre (Basses-Pyrénées).

B... est primipare, d'une bonne constitution, d'un tempérament lymphatique, d'une haute taille et bien conformée.

Elle est arrivée à terme, et est admise à la clinique (n° 5) le 25 avril 1862.

Les douleurs ont commencé à se faire ressentir ce même jour, à midi, et le travail s'établit d'une façon complète le 26, à deux heures du matin.

Les douleurs sont fortes, fréquentes, portent bien, et ramènent peu à peu sous le pubis l'occiput qui, primitivement, se trouvait en arrière, la position primitive étant *occipito-iliaque droite postérieure.*

La poche des eaux est rompue le 26, et cette fille accouche, à quatre heures du matin, d'un garçon pesant 2,950 grammes et mesurant 51 et 26 centimètres de longueur.

La délivrance et les suites de couches furent naturelles, et cette fille quitta la clinique le 7 mai.

OBSERVATION XIX.

*Présentation du sommet en position occipito-iliaque droite postérieure. — Accouchement naturel, après transformation en occipito-antérieure.*

Nelly L..., vingt-trois ans, modiste, célibataire, née à Blaye (Gironde).

Cette jeune fille, bien constituée, lymphatique, d'une petite taille et régulièrement conformée, est enceinte pour la première fois, et sa grossesse est arrivée à terme.

L'utérus est fortement incliné à droite.

Admise à la clinique le 8 avril 1863, cette fille ne ressent les premières douleurs que le 30, à deux heures du soir, et le travail s'établit complètement le 1ᵉʳ mai, à neuf heures du matin.

Le sommet se présente en position *occipito-iliaque droite postérieure;* les douleurs sont fortes, mais peu fréquentes, et la rotation de l'occiput en avant se fait avec une grande lenteur.

Les membranes ont été rompues le 30 avril, à huit heures du soir; les eaux se sont écoulées, et malgré cela l'accouchement ne se termine que le 1ᵉʳ mai, à une heure du soir.

L'enfant, du sexe masculin, pèse 3,000 grammes et mesure 50 et 27 centimètres.

La délivrance et les suites de couches furent naturelles, et la jeune fille quitta la clinique le 12 mai.

## OBSERVATION XX.

*Présentation du sommet en position occipito-iliaque droite postérieure. — Transformation en occipito-antérieure. — Accouchement naturel.*

Marie B..., vingt-deux ans, domestique, célibataire, née à Julian (Hautes-Pyrénées).

Admise à la clinique (n° 7) le 10 septembre 1864, cette fille, bien constituée, lymphatique, de taille moyenne et régulièrement conformée, est enceinte pour la deuxième fois.

Le premier accouchement a été naturel et assez rapide; l'enfant s'était présenté par le sommet.

Elle est arrivée à terme, et a commencé à souffrir le 16 septembre, à cinq heures du matin.

Le travail s'établit d'une manière complète, à une heure du soir; les douleurs sont très fortes et très fréquentes, et sous l'influence de contractions très énergiques, l'occiput vient se placer en avant sous le pubis, la position primitive étant *occipito-iliaque droite postérieure.*

Une fois que ce mouvement, qui a été très lent à se produire, est terminé, cette fille accouche, à dix heures du soir, d'un enfant du sexe féminin pesant 3,500 grammes et mesurant 50 et 30 centimètres.

La délivrance se fit très facilement, au bout de quelques minutes; les suites de couches furent naturelles, et la malade quitta la clinique le 30 septembre.

## OBSERVATION XXI.

*Présentation du sommet en position occipito-iliaque droite postérieure. — Rotation de l'occiput en avant. — Accouchement naturel.*

Julie S..., âgée de vingt ans, couturière, célibataire, née à Mirande (Gers).

Entrée à la clinique (n° 2) le 29 septembre 1864, cette fille, primipare et à terme, est fortement constituée, d'un tempérament sanguin, d'une taille moyenne et d'une conformation très régulière.

Les premières douleurs se sont fait ressentir le 29 septembre, à trois heures du matin, et à onze heures le travail est complètement établi.

La tête se présente en position *occipito-iliaque droite postérieure;* mais peu à peu l'occiput se porte en avant, sous le pubis, et à cinq heures du soir un enfant est expulsé dans cette situation.

C'est un garçon, qui pèse 3,450 grammes et qui mesure 52 et 28 centimètres de longueur.

Les douleurs ont été très violentes, et la patiente éprouve, après son accouchement, une extrême lassitude.

Les suites de couches ont été néanmoins très naturelles, et la malade quitte la clinique le 10 octobre.

## OBSERVATION XXII.

*Présentation du sommet en position occipito-iliaque droite postérieure. — Rotation de l'occiput en avant. — Accouchement naturel.*

Anne P..., vingt-deux ans, domestique, célibataire, née à Orthez (Basses-Pyrénées), entre à la clinique (n° 1) le 28 février 1865.

Cette fille, d'une forte constitution, lymphatique, d'une taille moyenne et régulièrement conformée, est enceinte pour la seconde fois et de huit mois seulement.

L'utérus est situé sur la ligne médiane ; les premières douleurs se font ressentir à six heures du matin, et à cinq heures du soir le travail est complètement établi.

Les douleurs sont peu fortes, ce qui n'empêche pas, probablement à cause du petit volume de l'enfant, la tête d'exécuter un mouvement complet de rotation qui ramène l'occiput en avant. La position primitive était *occipito-iliaque droite postérieure*.

L'accouchement se termine le 1er mars, à une heure du matin, par l'expulsion d'un garçon pesant 2,100 grammes et mesurant 46 et 22 centimètres.

Exeat le 12 mars 1865.

OBSERVATION XXIII.

*Présentation du sommet en position occipito-iliaque droite postérieure. — Transformation en position occipito-antérieure. — Accouchement naturel.*

Jeanne Lapouillade, trente-trois ans, ménagère, veuve, est admise à la clinique (n° 5) le 22 mai 1865.

Cette femme, faible de constitution, lymphatique, d'une taille peu élevée, est cependant très régulièrement conformée.

Elle est enceinte pour la troisième fois, et les deux premiers accouchements ont été très naturels et assez rapides.

Cette dernière grossesse est arrivée à terme. L'utérus est fortement incliné à gauche.

Le début du travail remonte au 21 mai, à onze heures du soir ; les douleurs sont peu fréquentes, courtes, et portent mal ; aussi la tête, qui se présente en position *occipito-iliaque droite postérieure,* exécute-t-elle, avec une lenteur qui fatigue beaucoup la malade, un mouvement de rotation qui porte l'occiput en avant.

L'accouchement se termine le 22 mai, à cinq heures du soir, par l'expulsion d'une fille pesant 3,000 grammes et mesurant 49 et 25 centimètres de longueur.

La malade déclare qu'elle n'a pas été de beaucoup aussi fatiguée lors de ses deux premières couches.

La délivrance et les suites de couches furent naturelles, et cette femme quitta la clinique le 3 juin.

## OBSERVATION XXIV.

*Présentation du sommet en position occipito-iliaque droite postérieure. — Rotation de l'occiput en avant. — Accouchement naturel.*

Anna L..., vingt-deux ans, lisseuse, mariée, née à Tarbes (Hautes-Pyrénées), entre à la clinique (n° 7) le 28 mai 1865.

Cette femme, enceinte pour la première fois, est d'une forte constitution, d'un tempérament lymphatico-sanguin, et très régulièrement conformée.

Elle est arrivée à terme, quoique, pendant sa grossesse, elle ait contracté la syphilis, et qu'elle ait encore dans ce moment-ci des plaques muqueuses à la vulve.

L'utérus est placé directement sur la ligne médiane.

Les premières douleurs se manifestent le 29 mai, à onze heures du matin.

Le sommet se présente en position *occipito-iliaque droite postérieure,* ce qui explique que, malgré des douleurs très fortes et très fréquentes, le travail marche lentement.

L'occiput exécute, par petites secousses, un mouvement de rotation qui, du niveau de la symphyse sacro-iliaque où il était primitivement placé, le ramène graduellement sous l'arcade du pubis.

La poche des eaux est rompue à dix heures du soir, et l'accouchement se termine le 30 mai, à trois heures du matin.

L'enfant, du sexe féminin, naît dans un état de faiblesse très grande, dû sans doute à la syphilis de la mère; il ne pèse que 1,750 grammes et ne mesure que 43 et 22 centimètres.

La délivrance et les suites de couches furent naturelles, et la femme quitta la clinique le 15 juin.

### Observation XXV.

*Présentation du sommet en position occipito-iliaque droite postérieure. — Transformation en occipito-antérieure. — Accouchement naturel.*

Louise N..., vingt-trois ans, lisseuse, célibataire, est née à La Rochelle.

Cette fille, admise à la clinique (n° 8) le 22 juin 1865, est fortement constituée, d'un tempérament sanguin et d'une conformation régulière.

Elle raconte qu'il y a une quinzaine de jours, à la suite d'une vive émotion, elle perdit connaissance et tomba sur le pavé ; depuis lors, elle n'a plus senti les mouvements du fœtus.

Elle est arrivée à terme, et l'utérus est fortement incliné à droite.

Le travail s'établit le 22, à deux heures du soir ; les douleurs sont peu fortes, mais très fréquentes ; elles ramènent graduellement en avant l'occiput qui, primitivement, était en arrière, le sommet se présentant en position *occipito-iliaque droite postérieure.*

L'accouchement se termine le 23, à cinq heures du matin.

L'enfant, du sexe masculin, est mort-né, ce qui explique pourquoi la mère ne sentait plus les mouvements actifs.

Il pèse 2,800 grammes et mesure 45 et 22 centimètres.

La femme quitte la clinique le 5 juillet, après des suites de couches très naturelles.

### Observation XXVI.

*Présentation du sommet en position occipito-iliaque droite postérieure. — Rotation de l'occiput en avant. — Accouchement naturel.*

Marguerite P..., vingt-six ans, lisseuse, mariée, née à Périgueux, est admise à la clinique (n° 2), le 19 juillet 1865.

D'une assez forte constitution, d'un tempérament sanguin, et très régulièrement conformée, cette femme est enceinte pour la seconde fois.

Le premier accouchement a été naturel et assez rapide ; l'enfant se présentait par la tête.

Cette dernière grossesse est arrivée à terme.

L'utérus est fortement incliné à droite, et les premières douleurs se sont fait ressentir le 20 juillet, à quatre heures et demie du soir.

Les douleurs devinrent rapidement très fortes et très fréquentes et amenèrent assez rapidement la transformation en occipito-antérieure d'une présentation qui primitivement était *occipito-postérieure droite*.

L'accouchement se termina le 21 juillet, à deux heures du matin.

L'enfant, du sexe masculin, pesait 2,300 grammes et mesurait 45 et 23 centimètres de longueur.

La délivrance et les suites de couches furent très naturelles.


### OBSERVATION XXVII.

*Présentation du sommet en position occipito-iliaque droite postérieure. — Transformation en position occipito-antérieure. — Accouchement naturel.*

Marie B..., vingt-un ans, brossière, célibataire, née à Méritain (Basses-Pyrénées).

Admise à la clinique le 26 novembre 1865 (n° 5), cette fille, lymphatique, est d'une bonne constitution et régulièrement conformée.

Elle a déjà accouché une première fois d'une façon très naturelle après *quatre* heures de travail.

Cette deuxième grossesse est arrivée à terme, et, dès l'entrée de la malade, on constate que l'enfant se présente en position *occipito-iliaque droite postérieure*.

Le travail débute le 26, à six heures du matin.

D'après la malade, les douleurs sont beaucoup plus fortes et beaucoup plus fréquentes que la première fois.

Malgré ces violentes douleurs, la rotation en avant de l'occiput ne se fait que lentement, et l'accouchement ne se termine que le 26, à six heures du soir.

L'enfant, du sexe féminin, pèse 3,480 grammes et mesure 49 et 27 centimètres.

Les suites de couches ont été naturelles.

## OBSERVATION XXVIII.

*Présentation du sommet en position occipito-iliaque droite postérieure, convertie en position occipito-antérieure. — Accouchement naturel.*

Catherine Calaba, vingt-huit ans, tailleuse, célibataire, née à Quimper (Finistère).

Admise à la clinique (n° 10) le 5 décembre 1865, cette fille est fortement constituée, d'un tempérament lymphatique, et d'une conformation régulière.

Elle est primipare et à terme. Sa grossesse a été assez heureuse : elle n'a eu que des vomissements muqueux pendant le premier mois.

L'utérus est très incliné à gauche. Les premières douleurs surviennent le 5 décembre, à cinq heures du matin. Elles deviennent bien vite très violentes et gardent ce caractère jusqu'à la fin.

Sous leur influence, la position *occipito-iliaque droite postérieure* se convertit lentement et graduellement en occipito-antérieure, et l'enfant est expulsé, l'occiput en avant, le 5 décembre, à dix heures du soir.

C'est un garçon qui pèse 3,600 grammes et qui mesure 50 et 26 centimètres de longueur.

La délivrance fut rapide ; les suites de couches furent naturelles.

## OBSERVATION XXIX.

*Présentation du sommet en position occipito-iliaque gauche postérieure, transformée en occipito-antérieure. — Accouchement naturel.*

Valérie G..., vingt-neuf ans, mariée, née à Bayonne (Basses-Pyrénées).

Cette fille, forte, d'un tempérament sanguin, très régulièrement conformée, entre à la clinique (n° 9), le 8 décembre 1865.

Elle est enceinte pour la cinquième fois, et elle déclare que tous ses accouchements antérieurs ont été naturels et assez rapides. C'est toujours le sommet qui s'est présenté.

La grossesse est arrivée à terme, et le travail a commencé le 7 décembre à minuit.

Les douleurs sont fortes et rapprochées, et la position *occipito-iliaque gauche postérieure* que le sommet offrait au début du travail, se convertit graduellement en occipito-antérieure.

L'occiput se place derrière la symphyse pubienne, et l'accouchement se termine ainsi le 8 décembre, à huit heures et demie du matin.

L'enfant, du sexe féminin, pèse 2,450 grammes, et mesure 44 et 23 centimètres.

La femme quitte la clinique le 20 décembre.


## Observation XXX.

*Présentation du sommet en position occipito-iliaque gauche postérieure. — Rotation d'arrière en avant. — Accouchement naturel.*

Léonie Bastouilh, vingt-cinq ans, modiste, célibataire, née à Angers (Maine-et-Loire), est enceinte pour la seconde fois. Le premier accouchement a été tout à fait naturel.

Cette fille d'une forte constitution et très régulièrement conformée, arrivée au terme de cette seconde grossesse, est admise à la clinique le 17 avril 1866.

Le travail débute ce même jour, à trois heures et demie du soir, et l'accouchement se termine le 18, à six heures du matin, c'est-à-dire au bout de quinze heures.

Le sommet se présentait d'abord en position *occipito-iliaque gauche postérieure*, mais la conversion s'était faite graduellement, et l'occiput était venu se placer en avant.

L'enfant, du sexe féminin, pesait 2,600 grammes et mesurait 49 et 27 centimètres de longueur.

Les suites de couches furent naturelles, et la malade quitta la clinique le 28 avril,

## Observation XXXI.

*Présentation du sommet en position occipito-iliaque droite postérieure. — Transformation en occipito-antérieure. — Accouchement naturel.*

Jeanne L..., vingt-cinq ans, journalière, célibataire, née à Salies (Basses-Pyrénées).

Entrée le 4 septembre 1866 à la clinique (n° 9), cette fille, parfaitement conformée, est enceinte pour la seconde fois, et à terme.

Le premier accouchement a été naturel, et, cette fois-ci, le travail a débuté le 3 septembre, à huit heures du soir.

La tête est restée très longtemps, jusqu'à onze heures du soir, au détroit supérieur, où elle se présentait en position *occipito-iliaque droite postérieure.*

Mais, pendant le mouvement de descente, cette position postérieure s'est réduite spontanément, et la tête s'est dégagée l'occiput en avant.

L'accouchement a eu lieu le 4 septembre, à deux heures et demie du soir.

L'enfant, du sexe masculin, pesait 3,250 grammes, et mesurait 50 et 26 centimètres de longueur.

Les suites de couches furent naturelles et la malade quitta la clinique le 16 septembre.


## Observation XXXII.

*Présentation du sommet en position occipito-iliaque droite postérieure. — Rotation spontanée de l'occiput en avant. — Accouchement naturel.*

Marie G..., vingt-sept ans, marchande, mariée, née à Brouqueyran (Gironde), est admise à la clinique le 24 novembre 1868 (n° 5).

Cette femme, d'une constitution forte, d'un tempérament lymphatique, d'une taille moyenne, et très régulièrement conformée, est enceinte pour la sixième fois.

Elle a toujours accouché naturellement et assez vite.

Cette dernière grossesse est arrivée à terme, sans aucun accident, et la femme a commencé à souffrir le 23 novembre à neuf heures et demie du soir.

Les douleurs ont toujours été faibles, et elles n'ont converti que très lentement en position occipito-antérieure la position *occipito-iliaque droite postérieure* primitive.

L'accouchement ne s'est terminé que le 24, à onze heures du matin.

L'enfant, du sexe féminin, pèse 2,400 grammes, et mesure 46 et 25 centimètres.

Les suites de couches furent naturelles, et la malade quitta la clinique le 3 décembre.

## Observation XXXIII.

*Présentation du sommet en position occipito-iliaque droite postérieure. — Transformation en occipito-antérieure. — Accouchement naturel.*

Marie N..., vingt-trois ans, domestique, célibataire, née à Peyrehorade (Landes).

Cette fille, primipare, fortement constituée, lymphatique, d'une taille élevée, et d'une conformation très régulière, est admise à la clinique (n° 7) le 5 avril 1869.

Elle est arrivée au terme de sa grossesse, et le début du travail se manifeste le 5 avril, à six heures du matin.

L'utérus est très incliné à gauche. Les douleurs sont fortes et très fréquentes.

La position, primitivement *occipito-iliaque droite postérieure* se convertit lentement en occipito-antérieure, et, le 6 avril, à deux heures du matin, l'enfant est expulsé l'occiput en avant.

C'est un garçon qui pèse 3,250 grammes, et qui mesure 55 et 29 centimètres de longueur.

Les suites de couches furent très naturelles, et cette fille quitta la clinique le 17 avril.

## § II. — Transformation des positions occipito-postérieures du sommet en présentations de la face.

Smellie a le premier [1] indiqué, d'une façon très nette, la possibilité de ces transformations, dont le mécanisme a été depuis bien étudié par Guillemot [2]. Ce dernier auteur a démontré que la disposition de la tête relativement au bassin est, dans ces positions, la cause principale de toutes les transformations qui surviennent pendant le cours du travail.

Il peut se faire, en effet, que sous l'influence de contractions utérines énergiques, et alors que la flexion est encore très incomplète, le front étant plus abaissé que l'occiput, ce dernier se relève, que la tête se défléchisse, et que la face vienne, par conséquent, se présenter consécutivement.

Cette transformation peut se faire au détroit supérieur, dans l'excavation, ou au détroit inférieur, comme on le verra du reste par les observations qui vont suivre.

Quand elle se produit au détroit supérieur ou dans l'excavation, cette transformation reconnaît le plus souvent pour cause, d'après Guillemot, une sorte d'obliquité antérieure de l'utérus. Dans ces conditions, en effet, l'inclinaison du plan sur lequel s'appuie la tête se trouve beaucoup augmentée, et le renversement de l'occiput en arrière peut se produire facilement.

Ghersi fournit, à son tour, une explication dont il faut, bien entendu, lui laisser toute la responsabilité [3]. Ce changement, qui résulte nécessairement d'un mouvement d'ex-

[1] Smellie, *Traité de la théorie et pratique des accouchements*, t. II, p. 541.

[2] Guillemot, *Remarques sur les accouchements dans les positions occipito-postérieures. (Archives, 2ᵉ série, t. XV, p. 158.)*

[3] Ghersi, *Gazette médicale de Paris*, 1843, p. 205.

tension de la tête du fœtus, ne doit être attribué, dit-il, ni à la résistance que le plan périnéal apporte à la progression de l'occiput, ni à la rencontre du menton du fœtus avec la poitrine.

Voici, d'après lui, l'explication de cette conversion : le fœtus étant poussé par l'utérus dans la direction de l'axe du détroit supérieur, la colonne vertébrale vient presser, par sa convexité, contre le bord postérieur de ce détroit. La résistance de ce bord osseux, tendant à redresser le rachis, transporte naturellement l'effort de ce mouvement sur sa concavité, et de là sur la moitié antérieure de la tête. En conséquence, les contractions utérines, au lieu de produire une flexion de la tête, tendent à la porter de plus en plus dans l'excavation : de là une présentation de la face.

M^me Lachapelle nous fournit un exemple de cette transformation (1). L'observation qui suit, due à la célèbre sage-femme, a seulement ceci de particulier que, dans un cas où le vertex se présentait en position occipito-postérieure droite imparfaite, elle produisit elle-même, avec la main, une transformation qui amena une présentation de la face.

OBSERVATION XXXIV.

Jeanne P..., grosse Picarde, âgée de vingt-six ans, très criarde et très pusillanime, primipare, arrivée au terme de sa grossesse, ressentit les premières douleurs le 22 janvier 1820. L'orifice resta longtemps dur, épais, et les douleurs faibles.

Le 25, à sept heures et demie du matin, la dilatation se trouve enfin achevée, et les membranes s'ouvrirent. Je sentis alors la tête dans la direction suivante : la fontanelle antérieure était au milieu du bassin, la postérieure en arrière et à droite, et la racine du nez en avant et à gauche ; le doigt

---

(1) M^me Lachapelle, *Pratique des accouchements ou Mémoires*, etc., t. I, p. 453, 3ᵉ Mémoire.

parcourait sans peine tout le front jusqu'aux arcades sour-
cillières. C'était, comme on voit, une quatrième position du
sommet imparfaite.

Une seule élève se trouvait près de la femme, et ne pouvant la mettre dans une position convenable, ce fut en vain
que je profitai du moment où l'utérus n'était pas encore serré
sur l'enfant; en vain je voulus amener l'occiput, en vain
j'essayai d'aller chercher les pieds. Bientôt les élèves de service arrivèrent toutes, mais déjà la tête avait franchi l'orifice utérin : je ne pouvais donc plus aller chercher les
pieds.

Après avoir mis la femme en travers sur le bord de son
lit, je portai la main gauche sur l'occiput, mais il me fut impossible de le faire descendre et de redresser la tête; j'y
travaillai pendant les douleurs, puis pendant le calme, mais
toujours inutilement. Je tournai alors mes vues d'un autre
côté; je laissai glisser la main droite le long de la face, et
j'appuyai mes doigts recourbés sur le menton. La face descendit un peu, mais elle remontait dans l'intervalle des
douleurs, sans doute à cause de l'élasticité des parties
génitales.

Les mêmes efforts, répétés plusieurs fois, parvinrent à
amener la face dans un plan tout à fait horizontal, et dans
une situation telle que le front répondait à droite et en
arrière, et le menton à gauche et en avant : on les voyait
entre les lèvres de la vulve.

Les douleurs étaient fortes et fréquentes, mais courtes.
Chacune produisait un petit mouvement qui poussait hori-
zontalement le menton vers le pubis; bientôt il occupa
l'arcade, et le front distendit le périnée : la bouche se
trouvait entre les nymphes.

Cependant la tête restait là; P..., épuisée et craintive,
se refusait aux efforts qu'on exigeait d'elle.

Au moment où je me faisais apporter le forceps ( neuf
heures ), le front se dégagea au-devant du périnée, et le
reste du crâne suivit la même route, pendant que le menton
s'élevait un peu au-dessus du ligament triangulaire du pubis.
Une seule secousse fit sortir le reste de l'enfant.

Le périnée bien soutenu resta intact.

Dans l'observation suivante, due à Guillemot [1], la transformation d'une position occipito-postérieure en présentation de la face s'opéra d'une façon spontanée, et sans le secours de l'accoucheur.

## OBSERVATION XXXV.

Dans la nuit du 16 au 17 septembre 1827, la femme d'un pauvre cordonnier, demeurant rue Tirechappe, n° 24, me fit appeler pour l'accoucher de son premier enfant. Le travail, qui s'était déclaré la veille par des douleurs faibles et rares, se régularisa à quatre heures du matin; le col, assez élevé, avait, à mon arrivée, la largeur d'une pièce de deux sous; la dilatation s'accrut lentement et par degrés. Les membranes s'engagèrent à travers l'orifice, et je les rompis lorsque la poche des eaux vint envahir le vagin.

Le liquide amniotique s'écoula abondamment, et la tête se présenta sur le col, de façon à pouvoir être explorée. La fontanelle antérieure était sentie derrière la cavité cotyloïde gauche, la fontanelle postérieure ne put être bien appréciée à cause de son élévation. La tête était très mobile. J'avais pensé qu'après l'écoulement des eaux, elle pourrait se fixer, mais il en fut autrement; elle continua d'exécuter des mouvements dans le sens du diamètre oblique gauche.

Les eaux s'écoulèrent par intervalles et à chaque douleur. Après une heure d'attente, je renouvelai le toucher. Ma surprise fut grande, lorsque, au lieu du vertex que j'avais reconnu, je rencontrai la face placée de manière à offrir le front vers la symphyse sacro-iliaque droite, et le menton engagé dans l'excavation et dirigé vers le trou sous-pubien gauche. J'abandonnai le travail à la nature.

La tête s'avança dans l'excavation, et le menton ne tarda pas à paraître sous l'arcade du pubis du côté gauche: se présentèrent successivement à la vulve le menton, la bouche, le nez, sous l'influence des contractions qui furent alternativement fortes et faibles.

[1] Guillemot, *Remarques sur les accouchements dans les positions occipito-postérieures.* (*Archives*, 2e série, t. XV, p. 176.)

Le front et le vertex se découvrirent, et l'occiput, en se dégageant, se renversa devant l'anus. L'expulsion du tronc se fit régulièrement; l'accouchement tout entier était terminé à huit heures et demie. L'enfant était vivant et du volume d'un fœtus arrivé à son terme.

Guillemot ajoute que cette même femme accoucha dix-huit mois après d'un enfant qui s'était offert encore en position occipito-iliaque droite postérieure, mais que cette fois il n'y eut pas de conversion.

Une observation recueillie par le D<sup>r</sup> Villeneuve, professeur d'accouchements à Marseille, fournit à cet habile praticien l'occasion de s'expliquer sur les transformations qui nous occupent en ce moment [1].

Il s'agit d'une femme chez laquelle on observa une position occipito-postérieure droite, qui eut ceci de remarquable qu'elle était frontale, et que l'orbite et le frontal gauches, en même temps que la partie supérieure et antérieure du même côté, occupaient le centre du bassin. La tuméfaction sanguine dont ces parties étaient le siége, et qu'on put constater après l'accouchement, ne put laisser aucun doute à cet égard.

Cette observation, venant à l'appui de plusieurs autres [2] recueillies par le D<sup>r</sup> Villeneuve, prouve la tendance qu'ont les positions occipito-postérieures à devenir présentations de la face.

Il n'est pas d'ailleurs sans intérêt de savoir comment s'exprime, au sujet des conversions de positions, le savant accoucheur de Marseille.

---

[1] Villeneuve, *Compte-rendu du service de la Maternité de Marseille,* 1837-1838. (*Gazette médicale de Paris,* 1839, p. 199.)

[2] Voyez, entre autres, cette remarquable observation de présentation successive du vertex, de la face et de l'épaule droite. (*Gazette médicale de Paris,* 1838, p. 85.)

« Quoique nous n'ayons jamais vu, dit-il, se passer devant
» nos yeux cette transformation *complète,* nous en croyons
» facilement l'assertion avancée par un praticien aussi
» consommé et aussi consciencieux que l'est M. Guillemot.
» Nous adoptons sans peine les faits qu'il signale, sans
» partager avec lui la théorie dont il se sert pour expliquer
» le mécanisme de la conversion des positions occipito-
» postérieures en présentations de la face. Ce qui nous tient
» dans cette réserve, c'est que M. Guillemot ne parle pas
» des rapports des diamètres de la tête avec ceux du bassin
» dans le moment où s'exécute cette conversion. Mais pour
» nous qui n'avons jamais eu l'occasion d'observer ce der-
» nier fait s'opérant d'une manière spontanée, et qui ne
» connaissons jusqu'à présent que le fait unique signalé par
» M. Guillemot, nous pensons que l'enfant qui a subi cette
» espèce de conversion devait avoir, quoique étant à terme,
» des diamètres céphaliques plus petits qu'à l'ordinaire, ou
» bien des diamètres normaux avec un bassin très ample,
» car il est impossible de comprendre ce mécanisme sans
» admettre que le diamètre occipito-mentonnier se trouve,
» dans un moment donné, en rapport avec l'un des dia-
» mètres de l'excavation pelvienne. Or, le plus grand
» diamètre de cette excavation, qui est le sacro-pubien
» horizontal, n'ayant pas plus de cinq pouces, le diamètre
» occipito-mentonnier, qui a la même étendue, doit y passer
» avec beaucoup de peine, en supposant que la rotation soit
» complète et que la tête ne soit plus placée dans un dia-
» mètre oblique pelvien au moment de cette transforma-
» tion. »

Cette opinion paraît d'autant plus fondée au savant professeur de Marseille, qu'il avoue avoir été forcé de recourir
à des moyens artificiels, tels que le forceps ou la main, pour
des positions occipito-postérieures où le front formait la

partie la plus déclive de la tête : l'attente d'un accouchement naturel avait presque toujours été vaine, et avec le
forceps il avait presque toujours retiré des enfants morts.

M. Villeneuve continue ainsi : « Des faits ainsi exposés, il
» résulte 1° de nos réflexions que la tendance bien prononcée
» de certains cas de positions occipito-postérieures à se
» transformer en positions secondaires de la face n'a *jamais*
» pu se réaliser devant nous, malgré les efforts tentés par
» la nature, souvent au détriment de la vie de l'enfant; il
» résulte 2° de l'observation de Smellie et de celle de
» M^me Lachapelle que cette conversion n'a pu s'opérer qu'au
» moyen du forceps par le premier de ces deux auteurs, et
» au moyen des doigts accrochant le menton, par la célèbre
» sage-femme de la Maternité de Paris; enfin, il résulte
» 3° que l'observation d'ailleurs fort intéressante de M. Guil-
» lemot, constatant une transformation spontanée d'une
» position occipito-postérieure en position de la face, demeure
» *unique* en présence de tant d'observations constatant cette
» impossibilité de transformation spontanée, et dans les-
» quelles l'intervention de l'art a été obligatoire. Il n'est
» donc pas extraordinaire de trouver l'explication de cette
» impossibilité presque générale dans la nécessité où se
» trouve le diamètre occipito-mentonnier de se mettre un
» moment en rapport avec un diamètre de l'excavation
» presque toujours moins étendu que lui. »

Plus heureux que M. Villeneuve, j'ai eu la bonne fortune
d'observer moi-même un cas tout semblable à celui de
Guillemot, et dans les conditions que je vais dire. J'avoue
qu'au moment où je le recueillis, il me frappa vivement,
parce que je ne croyais ces transformations guère possibles;
et si je n'eusse été assisté d'une sage-femme intelligente et
habile, j'aurais peut-être douté de mon observation person-
nelle.

## OBSERVATION XXXVI.

*Présentation du sommet en position occipito-postérieure. —
Transformation spontanée en présentation de la face.*

Dans les premiers jours du mois de mai 1866, je fus
appelé, par la sage-femme de la clinique obstétricale, auprès
de la fille d'une de ses amies, qui habitait aux environs de
l'hôpital.

Cette jeune femme, Louise D..., âgée de vingt-trois ans,
était enceinte pour la première fois. Elle était arrivée au
terme de sa grossesse, et avait ressenti les premières douleurs le 3 mai, vers onze heures du soir.

Le travail avait marché avec une lenteur extrême, et ce
ne fut que le 4 mai, à une heure de l'après-midi, que, dans
le but de hâter le travail, et le col étant à peu près complètement dilaté, la sage-femme rompit la poche des eaux.

Elle reconnut alors, d'une façon très positive, ce qu'elle
avait déjà remarqué avant la rupture de la poche, que la
tête se présentait en position occipito-iliaque droite postérieure.

C'est à ce moment que, dans la crainte d'un travail
trop prolongé et d'accidents possibles, elle me pria de me
joindre à elle.

J'arrivai auprès de cette jeune femme le 4 mai, à deux
heures après-midi. Je pratiquai immédiatement le toucher
et je constatai, en effet, que la tête encore assez élevée dans
l'excavation se présentait, comme l'avait bien vu la sage-
femme, en position occipito-iliaque droite postérieure.

Je sentis facilement la fontanelle antérieure en arrière de
la cavité cotyloïde gauche ; je suivis la suture sagittale, mais
il me fut impossible, tant la tête était élevée, d'arriver sur
la fontanelle postérieure.

La sage-femme et moi touchâmes à plusieurs reprises, et
nous restâmes bien certains que le sommet se présentait en
position occipito-postérieure.

Après avoir, pendant ces manœuvres, examiné en même
temps les diamètres du bassin, de façon à bien m'assurer que

sa conformation était bonne et qu'il n'existait aucune espèce de rétrécissement, je conseillai l'expectation , et j'annonçai que, selon toutes les probabilités, l'accouchement, à part une certaine lenteur, se terminerait d'une façon naturelle.

Je fus alors obligé de quitter la malade, et je ne la revis qu'au bout de trois heures et demie environ.

J'appris que les douleurs avaient été très fortes et très fréquentes, et ma première impression, quand j'introduisis mon doigt, fut que la tête était descendue.

Mais en examinant plus attentivement, j'éprouvai une telle surprise, qu'elle se peignit sur ma figure, et que la sage-femme qui m'assistait crut à un accident. Je la rassurai bien vite, et, en continuant mon exploration, je pus me convaincre que c'était la face et non plus le vertex qui occupait le centre du bassin.

Je ne trouvai plus la fontanelle antérieure là où quelques heures auparavant nous avions constaté sa présence ; mais, en revanche, je trouvai en arrière une surface arrondie, lisse et résistante, constituée par le front ; je percevais très facilement les cavités orbitaires avec leurs rebords osseux ; je sentais très distinctement, sous mon doigt, la saillie que forme le nez, et les narines dirigées en avant et en haut, enfin, la bouche et, tout à fait en avant, presque derrière le pubis, le menton.

Après m'être bien assuré des indications que me fournissait le toucher, je priai la sage-femme d'examiner à son tour, sans lui faire part de mes impressions.

Comme moi, elle trouva, non sans surprise, la face là où elle croyait trouver le vertex.

Notre première idée fut que nous avions, la première fois, pu commettre une erreur de diagnostic, mais en rappelant des souvenirs de si fraîche date, nous restâmes convaincus que primitivement il avait bien existé une présentation du sommet en position occipito-postérieure.

Les explorations fréquentes que nous avions faites et cette circonstance spéciale que j'avais été appelé pour parer aux inconvénients possibles dans un fait de cette nature, ne purent nous laisser aucun doute à cet égard.

L'accouchement que nous suivîmes dès lors, on le com-

prend, avec le plus grand soin, se termina d'une façon tout à
fait normale. La tête exécuta en entier son mouvement de
rotation intérieure, qui amena le menton sous l'arcade du
pubis; elle se dégagea à la vulve par un mouvement de
flexion graduée, et le mouvement de rotation externe se fit
à son tour. En un mot, tout se passa comme dans les présentations primitives de la face en position mento-iliaque droite
postérieure.

L'enfant, du sexe masculin, pesait 3,500 grammes, et mesurait 50 et 30 centimètres.

Il avait, comme on le voit, les dimensions normales d'un
bel enfant à terme et les examens successifs me permettent
d'affirmer qu'il n'existait aucun excès d'amplitude dans le
bassin de la mère.

A l'époque où je recueillis l'observation qu'on vient de
lire, je crus à une exception extrêmement rare, j'allais presque dire unique, car les quelques recherches que je fis à ce
moment dans les auteurs ne purent me faire découvrir la
relation d'aucun fait semblable. Cazeaux se bornant à dire
qu'il a été témoin une seule fois d'un cas pareil à la clinique
en 1838, ce fut plus tard que je lus, dans le Mémoire si
intéressant de Guillemot, une observation qui se rapproche
de la mienne d'une si frappante manière.

Ce dernier auteur croyait la transformation dont nous
parlons si fréquente, qu'il est allé jusqu'à dire : « On s'éloi-
» gnerait peu de la vérité en soutenant que, sur trois posi-
» tions occipito-postérieures, il y en a une qui se convertit
» en présentation de la face. »

Pas plus que Cazeaux, je ne puis admettre pour vraie une
pareille proposition; mais je suis convaincu que cette conversion, tout en gardant un caractère exceptionnel manifeste,
se produit cependant assez souvent pour que des examens
attentifs puissent en faire recueillir quelques cas par les
accoucheurs dont l'attention sera éveillée. Il ne me paraît

pas impossible que des faits pareils soient passés inaperçus, parce que, précisément à cause de leur rareté, les médecins qui les ont observés ont cru, comme je le crus moi-même tout d'abord, à une première erreur de diagnostic de leur part.

Et cependant, tout considéré, il n'est pas plus singulier de voir une présentation du sommet se transformer en présentation de la face, que de voir une de ces dernières se convertir en présentation du vertex. Or, cela n'arrive-t-il pas quelquefois, dans les positions mento-postérieures, quand le menton reste en arrière, au lieu d'exécuter son mouvement de rotation? Il suffit alors, comme l'a fort bien dit Pénard avec beaucoup de raison, il suffit que le menton, au lieu de butter sur la base du coccyx, se loge dans la grande échancrure sciatique. Il déprime alors les parties molles, et peut ainsi soustraire près de deux centimètres au diamètre occipito-mentonnier, ce qui permet à l'occiput de glisser derrière la branche pubienne qui lui correspond et de se dégager le premier sous l'arcade.

L'art intervient quelquefois lui-même pour produire de semblables transformations. Il est des cas, en effet, où, d'après les maîtres en accouchement, on est obligé d'intervenir quand la face se présente en position mento-postérieure. Lorsque la face est tellement engagée dans l'excavation qu'il est impossible de la refouler au-dessus du détroit supérieur pour opérer la version, il est de règle (Cazeaux) d'appliquer le forceps pour soustraire la femme au danger qui la menace, non dans le but de ramener le menton en avant, mais seulement avec l'intention de fléchir la tête et de convertir la position de la face en position du sommet.

Il se fait ainsi, dans les deux cas, soit spontanément, soit par la main de l'accoucheur, une conversion de la présentation vicieuse de la face en présentation régulière du vertex, et l'expulsion spontanée, impossible au début, devient facile.

Voilà donc parfaitement établi, au moyen d'observations, un des modes de l'accouchement dans les présentations du sommet en positions occipito-postérieures. Ce sont, il est vrai, les transformations les plus rares; mais comme elles peuvent se rencontrer, il fallait de toute nécessité les étudier dans un travail du genre de celui-ci, et combler ainsi une lacune qui existe, chose surprenante, dans les Traités d'accouchements les plus nouveaux et les mieux faits.

Nous devons ajouter, pour être complet, que la transformation dont nous venons de nous occuper peut quelquefois n'être que passagère.

Il n'est pas rare, en effet, dans les accouchements par le sommet en positions occipito-postérieures, de voir le menton s'éloigner de la poitrine au lieu de s'en rapprocher, la tête se défléchir par conséquent, et la fontanelle antérieure se rapprocher, par degrés, du centre du bassin. Mais, dans le plus grand nombre des cas, cette anomalie n'est que passagère, et la tête, parvenue sur le plancher du bassin, se fléchit de nouveau. Ce n'est que dans des cas tout à fait exceptionnels que l'on observe la transformation complète dont nous avons donné des exemples plus haut.

## CHAPITRE V.

### DES POSITIONS OCCIPITO-POSTÉRIEURES PERSISTANTES.

Nous les étudions en dernier lieu pour deux motifs : d'abord, parce que les positions occipito-postérieures conservent rarement, comme on l'a vu par les statistiques précédentes, le caractère de persistance qui en fait un genre à part, et ensuite, parce qu'on peut considérer la rotation de l'occiput en avant comme la règle, et la rotation en arrière comme une simple anomalie, une perversion du troisième temps de l'accouchement.

### § I. — Causes et statistique.

Cette rotation en arrière produit les positions occipito-postérieures dites *secondaires,* par opposition aux occipito-postérieures *primitives*.

Il est admis en effet, aujourd'hui, malgré l'assertion contraire de M^me Lachapelle, que l'occiput peut être tourné directement en arrière au détroit supérieur, et les positions occipito-sacrées primitives ne peuvent plus être niées.

Le fait suivant en est une nouvelle preuve ajoutée à celles fournies déjà par les divers auteurs.

### Observation XXXVII.

Berthe Pléchot, âgée de vingt-huit ans, mariée, née à Orthez (Basses-Pyrénées), enceinte pour la première fois et à terme, entre à la clinique d'accouchements (n° 2) le 28 mars 1868.

L'utérus est fortement incliné à droite.

Cette femme arrive à la clinique dès que les premières douleurs se font ressentir. On suit le travail avec grand soin, et l'on peut constater, à plusieurs reprises, une position occipito-sacrée primitive au détroit supérieur.

Cette constatation fut faite par un assez grand nombre de personnes, pour qu'il ne soit pas possible de la mettre en doute.

D'ailleurs, plus le travail avance et plus cette constatation devient facile.

Le toucher permet en même temps de constater sans difficulté un léger rétrécissement du diamètre antéro-postérieur du détroit supérieur.

Les douleurs deviennent très fortes et très rapprochées, et malgré cela le travail n'avance guère ; la tête reste toujours dans la même position.

Le 28 mars, à sept heures du soir, c'est-à-dire vingt-deux

heures après le début du travail, l'affaiblissement de la malade est très prononcé. L'utérus, fatigué, ne se contracte plus que de loin en loin, et encore assez faiblement.

Une heure après, la faiblesse augmente encore, le travail s'est absolument arrêté, et on se décide alors à appliquer le forceps.

Cette opération offre de grandes difficultés, et ce n'est qu'à l'aide des tractions les plus énergiques qu'on parvient à faire franchir à la tête le détroit supérieur et à l'amener au dehors. L'application de forceps fut du reste faite directement, et l'occiput fut dégagé en arrière.

L'accouchement fut terminé le 28 mars, à dix heures du soir.

L'enfant, du sexe féminin, était mort. Il existait une fracture avec enfoncement du frontal gauche, due à l'angustie du bassin.

Il y eut à la suite de cette opération une légère métrite, et la femme quitta la clinique parfaitement rétablie le 17 avril.

Le cas précédent est un cas tout exceptionnel, et c'est à la conformation irrégulière du bassin que l'on doit rapporter ce que l'accouchement a eu en lui-même de difficile et d'irrégulier.

Mais, avec un bassin ordinaire, le mécanisme de l'accouchement est le même, soit que l'occiput se trouve placé directement en arrière d'une manière primitive, soit qu'il n'arrive dans la concavité du sacrum que d'une manière secondaire et après une rotation en arrière.

Cette rotation de l'occiput en arrière est beaucoup moins fréquente que sa rotation en avant; car, sur les 58 cas que nous avons observés, cette rotation irrégulière d'avant en arrière ne s'est produite que 15 fois. Sur 503 positions occipito-postérieures, Dubois n'a vu que 39 fois l'occiput tourner en arrière, et Nægele, sur 144 cas, a vu cette rotation en arrière se produire 17 fois seulement.

Les proportions, comme on le voit, sont très différentes (1/4, 1/12, 1/8); mais tous ces chiffres s'accordent à prouver la fréquence relative plus grande du mouvement de rotation en avant.

D'après Nægele, il a toujours été très facile d'apprécier les circonstances exceptionnelles qui avaient favorisé cette rotation de l'occiput en arrière. Elle doit principalement être mise, d'après lui, sur le compte d'une amplitude excessive du bassin, de la petitesse extrême du fœtus, de l'existence de nombreux accouchements antérieurs, ou de la présence de jumeaux.

J'avoue que, pour ma part, je ne trouve pas aussi facile d'expliquer la rotation en arrière de l'occiput dans certains cas, et les causes invoquées par Nægele ne se trouvent guère confirmées par mes propres observations.

Ainsi, en examinant les 15 observations dans lesquelles l'occiput a exécuté un mouvement de rotation d'avant en arrière, il n'en est pas une seule dans laquelle on ait noté une amplitude exagérée du bassin; dans un cas, au contraire (obs. 51), il existait un rétrécissement antéro-postérieur, dû à une saillie très marquée de l'angle sacro-vertébral.

La petitesse extrême du fœtus n'a pas non plus été observée par nous; nous avons vu, au contraire, des fœtus extrêmement volumineux, dont le poids a atteint jusqu'à 4,050 et 4,200 grammes, être expulsés l'occiput en arrière. A part un seul, âgé de huit mois seulement, tous les autres fœtus ont présenté un développement très ordinaire se traduisant par un poids toujours supérieur à 2,800 grammes.

Pour nous, les grossesses gémellaires ne peuvent non plus être invoquées comme une cause fréquente de la rotation de l'occiput en arrière; car, sur nos 15 observations, nous ne nous sommes trouvé que deux fois seulement en présence de jumeaux.

Enfin, les nombreux accouchements antérieurs, entraînant comme conséquence un défaut de résistance des parties molles, ne semblent pas non plus être une cause bien exclusive ou même bien fréquente de l'anomalie qui nous occupe. En effet, sur les femmes qui font le sujet de nos 15 observations, nous trouvons 10 primipares et 5 femmes qui accouchaient pour la seconde fois.

Ces dernières s'accordaient d'ailleurs à dire que leurs premiers accouchements avaient été naturels et assez rapides, et aucune des femmes, dont les accouchements antérieurs avaient été plus nombreux, ne nous a offert de rotation de l'occiput en arrière.

Je n'ai pas été à même d'observer si la mollesse, la flexibilité et la réductibilité de la tête du fœtus, que Nægele signale aussi comme causes de sa rotation en arrière, ont une influence réelle sur ce mouvement, mais je me crois autorisé à conclure que si toutes les causes indiquées plus haut paraissent avoir eu une influence évidente dans certains cas, la rotation de l'occiput en arrière se produit aussi sous l'influence de causes qui jusqu'ici nous ont échappé.

### § II. — Mécanisme de l'accouchement naturel dans les positions occipito-postérieures persistantes.

La possibilité de l'accouchement naturel dans le plus grand nombre des positions occipito-postérieures persistantes ou momentanées, et la nécessité d'intervenir dans un nombre de cas assez limité, étaient admises sans conteste, lorsque Capuron, faisant table rase des observations de tous les auteurs qui l'avaient précédé, vint soutenir une opinion complètement différente de celle que les accoucheurs avaient professée jusqu'alors.

Dans un Mémoire (1) lu à l'Académie de Médecine, le 2 novembre 1833, le savant professeur soutient :

« 1° Qu'en général, dans les positions occipito-postérieu-

---

(1) *Mémoire sur l'impossibilité de l'accouchement naturel et la nécessité du forceps dans les positions occipito-postérieures.* (*Bulletin de l'Académie de Médecine*, 2 novembre 1833.)

» res, l'accouchement est très difficile, et même *impossible*
» sans le secours de l'art;

» 2° Qu'il n'est possible par les seules forces de la nature
» que quand le bassin a plus de largeur, ou la tête de l'en-
» fant moins de volume qu'à l'état normal;

» 3° Que dans les positions occipito-postérieures, il ne
» faut jamais compter sur la nature, à moins que la tête ne
» soit très petite ou le bassin très large, et que le forceps
» est *toujours indispensable* pour assurer le salut de la mère
» et de l'enfant. »

A l'appui de son dire, Capuron ne cite que sept observations. Dans six cas, il fut obligé d'avoir recours au forceps
pour terminer l'accouchement. Une fois seulement (obs. 1),
la femme accoucha naturellement; mais l'auteur explique
cet heureux résultat par ce fait que le bassin, mesuré au
pelvimètre, avait cinq pouces de diamètre sacro-pubien,
tandis que la tête du fœtus n'avait que deux pouces et demi
de diamètre bi-pariétal.

Cette impossibilité de l'accouchement naturel prouvée
par l'expérience est encore, au dire de Capuron, confirmée
par la théorie. Si nous consultons, en effet, cette dernière,
dit-il, nous trouvons qu'elle mène aux mêmes conclusions.
Ainsi, que dans ces positions occipito-postérieures la tête
ait déjà franchi le détroit supérieur et occupe l'excavation,
ce qui est déjà une concession très forte, je dis encore qu'à
moins d'un bassin très large ou d'une tête de fœtus très
petite l'accouchement *naturêl* sera impossible.

En effet, pour que l'occiput sorte, il faudrait que le diamètre occipito-mentonnier se trouvât dans la direction de
l'axe du détroit inférieur, ou, en d'autres termes, d'une ligne
qui, du centre de ce détroit, irait toucher l'angle sacro-
vertébral. Il faudrait donc, à la fois, que l'occiput fût poussé
en avant, tandis que le menton reculerait en haut contre

cet angle du sacrum ; mais le cou de l'enfant rendant ce mouvement impossible, l'accouchement ne pourra avoir lieu naturellement.

Cette démonstration devient plus péremptoire encore, ajoute-t-il, si l'on songe à la direction des contractions utérines. Quand la tête est dans l'excavation, la matrice agit sur elle dans la direction d'une ligne qui s'étendrait de l'ombilic au coccyx. C'est donc sur l'occiput que convergent tous les efforts de l'utérus ; mais le périnée résistant d'une part, et de l'autre le menton ne pouvant reculer, il en résulte que l'occiput est poussé dans une direction selon laquelle sa sortie est impossible.

Les idées de Capuron étaient tellement exclusives, et elles renversaient d'une manière si absolue les idées reçues, qu'elles furent, on le comprend sans peine, combattues dès qu'elles eurent été émises à l'Académie de Médecine.

Le premier, Paul Dubois prit la parole, et son argumentation peut se résumer ainsi : dans les positions occipito-postérieures, quand la rotation en avant a eu lieu, l'accouchement doit s'achever de la manière la plus naturelle ; dans les cas où la rotation en avant ne s'est point faite, le forceps peut devenir nécessaire ; mais, même dans ce cas, l'accouchement naturel est cependant parfois possible.

Velpeau, reprenant l'argumentation de Paul Dubois, s'étonna de voir un homme aussi versé dans la pratique des accouchements que M. Capuron, soutenir le principe de l'impossibilité absolue de l'accouchement naturel dans les positions occipito-postérieures.

Il rappela les faits de Mauriceau, de Lamotte, de Smellie, de Baudelocque, de Lachapelle, et ses propres observations, dans lesquels l'occiput était tourné en arrière, la tête de volume ordinaire, le bassin sans aucun excès d'amplitude, et où cependant l'accouchement a été naturel.

Capuron, dans sa réplique à ses deux redoutables adversaires, joüe le rôle de l'homme qui se fâche, et qui, par conséquent, a tort. En lisant le procès-verbal de la séance, on voit que son argumentation cassante souleva les rires et les murmures de la docte assemblée.

Sous le prétexte qu'en accouchements il faut mettre les points sur les *i (sic),* qu'on ne peut se contenter, comme en médecine, du quart ou de la moitié, ou même des trois quarts des faits *(sic);* que ni Mauriceau, ni les autres, ni même M. Velpeau, n'ont songé à noter ni les dimensions de la tête, ni les dimensions du bassin, ni les rapports réciproques de l'un et de l'autre, Capuron rejette absolument tous les faits publiés par ces auteurs, et il les considère comme non avenus.

Or, il faut bien le dire, les observations que Capuron produit à l'appui de son opinion ne se présentent pas à l'examen avec le même avantage que celles des auteurs qu'il combat; car la plupart peuvent être considérées, autant comme des exemples de positions déviées de la tête, que comme des faits de positions occipito-postérieures franches. De plus, chose singulière, après avoir reproché si vivement aux accoucheurs de n'avoir mesuré ni le bassin de la mère, ni la tête de l'enfant, Capuron ne donne lui-même, dans un Mémoire *ad hoc,* que la mesure d'un seul bassin (obs. 1), et il n'indique la longueur du diamètre bi-pariétal que dans deux observations (1 et 2) sur sept qu'il a présentées. Il garde le silence le plus absolu sur la longueur relative des diamètres sacro-pubien du détroit inférieur et dorso-bregmatique, qui sont précisément toujours en rapport dans les positions occipito-postérieures.

Trois ans après la publication du Mémoire de Capuron, cette question des positions occipito-postérieures fut examinée de nouveau, toujours au point de vue de la possibilité de l'accouchément naturel, par le D<sup>r</sup> Villeneuve (de Marseille).

Dans un excellent Mémoire ([1]), le D<sup>r</sup> Villeneuve rapporte seize observations de positions occipito-postérieures, recueillies sur un total de 648 accouchements. Treize fois l'accouchement s'est terminé d'une manière spontanée, et trois fois seulement l'accoucheur a dû intervenir. Le forceps fut appliqué les trois fois, et encore, dans deux cas (obs. 9 et 11), c'est plutôt un rétrécissement du bassin que la position elle-même qui a nécessité l'emploi de l'instrument. Le troisième cas où le forceps fut appliqué (obs. 14) ne devrait rigoureusement pas être cité, puisque cette application a été faite pour une position transversale, qui, à la vérité, s'est convertie, peut-être sous l'influence du forceps, en occipito-iliaque gauche postérieure.

Il est donc constant, dit le D<sup>r</sup> Villeneuve, que, dans aucun cas de position occipito-postérieure franche, il n'y a eu besoin de recourir à l'emploi du forceps, et que la vie des mères et des enfants n'a pas été compromise.

A la fin de cette consciencieuse étude, le professeur de Marseille est amené à formuler les conclusions suivantes :

1° L'accouchement peut avoir lieu par les seules forces de la nature, toutes les fois que le bassin de la mère et la tête de l'enfant auront des diamètres normaux ;

2° Il s'opère encore plus facilement, le bassin étant dans l'état normal, et la tête présentant des diamètres plus petits ;

3° Il s'opère encore facilement à travers un bassin plus grand que d'ordinaire, en rapport avec un gros enfant (obs. 8) ;

4° Il est impossible toutes les fois que le diamètre sacro-

---

([1]) Villeneuve, *Mémoire sur les positions occipito-postérieures.* (*Revue médicale française et étrangère*, 1836, t. III, p. 383.)

pubien (détroit inférieur) n'aura que trois pouces et demi (obs. 11);

5° Il faut au moins trois pouces et trois quarts de diamètre sacro-pubien (détroit inférieur), en supposant que l'enfant n'ait qu'un diamètre mento-bregmatique de deux pouces trois quarts ;

6° Il faut enfin que la partie sterno-dorsale supérieure de l'enfant puisse occuper l'espace d'un pouce.

Ces conclusions ont été établies, fait remarquer l'auteur, en dehors de l'influence relative : 1° à une première grossesse, 2° à la mauvaise conformation ou aux maladies des parties molles, 3° à la rigidité de l'orifice du vagin et de la vulve, toutes circonstances dont il faut cependant, nous le montrerons plus tard, tenir grand compte; elles ont uniquement pour but de démontrer l'erreur dans laquelle était tombé Capuron, lorsqu'il soutenait l'impossibilité de l'accouchement naturel dans les positions occipito-postérieures, en dehors de circonstances exceptionnelles de largeur du bassin ou de petitesse de l'enfant.

Grâce à de nombreuses observations, il est évident pour tous que Capuron a soutenu une erreur manifeste, et son auteur lui-même ne la défendrait sans doute plus aujourd'hui avec la même ardeur. Il n'en voudrait même pas trop, j'en suis certain, à l'auteur de ce Mémoire, qui ne croit pouvoir mieux faire, pour mériter le prix Capuron, que de combattre les propres idées de celui qui l'a fondé.

Je suis cependant, je dois l'avouer, passible des reproches que le savant accoucheur adressait en 1833 à ses adversaires; car, pas plus qu'eux, je n'ai mesuré d'une manière exacte et précise le bassin des femmes qui font le sujet de mes observations.

Cela tient surtout à ce que ces observations n'ont pas été recueillies dans le but spécial de composer ce Mémoire. Je me suis cependant attaché à reproduire avec soin , dans chacune d'elles, l'indication exacte de la conformation de la mère, et l'état physique des enfants, dont j'ai toujours donné le poids et la longueur.

Nous avons déjà vu l'accouchement se terminer 34 fois, par les seules forces de la nature, dans des positions occipito-postérieures transformées en antérieures ou en présentations de la face; nous allons voir maintenant ces mêmes accouchements se terminer encore d'une façon naturelle dans quelques cas de positions occipito-postérieures persistantes.

Je dois dire cependant tout d'abord que, dans ces cas de positions occipito-postérieures persistantes, l'accouchement naturel est plus rare que dans les occipito-postérieures non persistantes. Nous n'avons, en effet, sur 14 occipito-postérieures persistantes, observé cet heureux résultat que 4 fois. Nous donnons les observations plus bas.

Il reste donc bien établi que, dans ces cas, l'accouchement naturel est plus rare; mais comme il est possible, il faut de toute nécessité étudier son mécanisme, c'est-à-dire la manière dont il s'exécute.

Les deux premiers temps (flexion et engagement) sont très lents à se produire. Cela tient à ce que la flexion primitive de la tête sur la poitrine, qui existe toujours avant l'établissement du travail dans les positions occipito-antérieures, n'existe pas, au contraire, dans les positions postérieures de l'occiput; car, à cause de la disposition du plan incliné sur lequel la tête repose, la fontanelle antérieure, placée en avant, est plus abaissée que la fontanelle postérieure qui regarde en arrière. Ce n'est que sous l'influence des contractions énergiques de la matrice que le front se relève un peu en avant et que l'occiput descend, en se rapprochant du centre du bassin.

La flexion, qui se produit en même temps que l'engagement, ne s'opère d'ailleurs d'une manière complète que
lorsque la dilatation est très avancée, et ce dernier phénomène est lui-même très lent à se produire. Cette période de
l'accouchement est du reste celle qui, dans ces cas spéciaux,
demande le plus de temps.

La rotation, qui constitue le troisième temps, peut manquer quelquefois d'une façon absolue (on en lira un exemple
dans notre observation 51 ), et alors l'intervention de
l'accoucheur est absolument nécessaire; mais dans la grande
majorité des cas, cette rotation, au lieu de manquer absolument, comme l'ont soutenu certains auteurs, se produit
seulement d'une façon anormale, et très certainement, de
toutes les anomalies de la présentation du sommet, celle-ci
mérite le plus d'attirer l'attention; elle entraîne, en effet,
comme conséquence, un mode de dégagement dont la connaissance est d'une haute utilité pratique.

Le mouvement de rotation si limité par lequel l'occiput
passe de la situation qu'il occupait primitivement vis-à-vis
de la symphyse sacro-iliaque, dans la concavité du sacrum,
a pour caractère principal de s'exécuter avec une lenteur
extrême, et de ne se compléter d'une manière définitive, le
plus souvent, qu'au moment de l'expulsion.

Quoi qu'il en soit, une fois ce mouvement exécuté en
partie, le front se trouve appliqué sur la paroi postérieure
de la cavité cotyloïde, et l'expulsion naturelle devient d'une
extrême difficulté.

Cette difficulté reconnaît deux causes : le mode de trans-
mission des contractions utérines, et la longueur du trajet
que doit parcourir l'occiput placé dans la concavité du
sacrum.

Dans les positions occipito-antérieures, les contractions
utérines arrivent directement sur l'occiput par l'intermé-

diaire du rachis, tandis que lorsque l'occiput reste en arrière, ces mêmes contractions, qui lui sont toujours transmises le long de la colonne vertébrale, ne lui arrivent qu'en décrivant une courbe très prononcée.

De là résulte nécessairement une déperdition considérable des forces. De plus, les contractions poussant, non plus seulement l'occiput, mais toute la tête en avant, accroissent ainsi, comme l'a fort justement remarqué Guillemot, la pression du front contre la paroi antérieure du bassin; il se produit alors un obstacle tel à la progression de la tête, que les anciens accoucheurs, et Levret lui-même, si bon observateur cependant, chaque fois qu'ils se trouvaient en présence d'un fait pareil, prononçaient le mot d'*enclavement,* ou croyaient se trouver en présence d'un vice de conformation, d'un rétrécissement du bassin.

Cette erreur des anciens accoucheurs se comprend, du reste, facilement, quand on songe à la difficulté d'expulsion de la tête dans les positions occipito-postérieures persistantes.

L'occiput, au lieu de n'avoir en effet à parcourir, comme dans les positions occipito-antérieures, que la paroi la plus courte et la moins courbe du canal pelvien, c'est-à-dire la symphyse du pubis, a à parcourir, quand il tourne en arrière, le long trajet mesuré par la face antérieure du sacrum et du périnée fortement distendu.

Or, si l'on se rappelle cet axiome élémentaire de mécanique, à savoir : qu'une tige droite et rigide parcourant un canal inflexible et courbe, le parcours est d'autant plus difficile que la tige est plus longue, l'explication des lenteurs de l'accouchement dans les positions occipito-postérieures se fera sans difficultés.

Dans les positions occipito-postérieures, l'occiput venant se dégager le premier au-devant de la commissure antérieure du périnée, il faudrait, pour que le dégagement se fît sans difficulté, que le cou fût assez long pour mesurer la longueur de toute la paroi postérieure du canal pelvien. Or, cela n'étant pas, il faut, au fur et à mesure de l'abaissement de l'occiput, que la poitrine s'engage, à la suite de la tête, dans l'excavation, et que, par conséquent, la tête se fléchisse très fortement sur le devant de la poitrine.

Mais quand la tête est ainsi fléchie sur la poitrine, la distance comprise entre le sommet et le menton représente une tige droite et inflexible ; car, pour qu'elle cédât, il faudrait que le menton pût s'enfoncer dans la poitrine. Or, cette tige, inflexible et rigide, limitée en avant par le sommet et le menton, et parallèlement en arrière par le sommet et les premières vertèbres dorsales, niveau du menton, a une longueur de treize à quatorze centimètres, supérieure, par conséquent, aux diamètres du bassin.

Dans les positions occipito-antérieures, cette tige fœtale dorso-bregmatique cesse d'être rigide dès que l'occiput s'est dégagé, et l'extension alors possible de la tête permet à la région cervicale postérieure et dorsale du fœtus de s'accommoder à la courbure générale du bassin maternel, tandis que dans les positions occipito-postérieures, au contraire, la même tige fœtale dorso-bregmatique doit rester rigide jusqu'au moment où l'occiput pourra sortir du bassin, ce qu'il ne fera qu'après avoir parcouru toute la longueur du sacrum et du périnée jusqu'à l'extérieur.

Il n'est donc pas étonnant qu'une partie rigide, droite et inflexible, supérieure, par ses dimensions, aux dimensions du canal pelvien, ne pouvant s'accommoder à sa courbure, et poussée par des contractions qui portent sur elle d'une manière non pas directe, mais oblique, rencontre, pour toutes ces raisons, des difficultés extrêmes à son expulsion.

Aussi, à un certain moment, faut-il souvent intervenir

pour délivrer les femmes, comme nous le verrons plus loin. Mais dans les cas où les patientes conservent encore assez de force et d'énergie pour triompher de ces obstacles sérieux, l'accouchement se termine spontanément de la façon suivante :

La rotation se complète de façon que le front se place, non pas d'une manière absolument directe, mais bien un peu oblique, derrière la symphyse pubienne.

Alors l'occiput étant arrêté par la résistance que lui oppose le périnée, ce n'est pas lui, mais bien le front que rien n'arrête, qui exécute un mouvement de descente.

Mais dès que le front s'est assez abaissé pour que les bosses frontales se trouvent situées en dehors des branches pubiennes et ischiatiques, l'occiput, complétant sa rotation, se place franchement sur la ligne médiane du détroit, et le front, se comportant alors comme le fait l'occiput dans les positions antérieures, se relève légèrement derrière la symphyse du pubis; tandis que la circonférence occipito-bregmatique entr'ouvre la vulve, l'occiput se dégage en arrière de la commissure des grandes lèvres, après avoir distendu énormément le périnée, et produit même souvent des déchirures plus ou moins étendues, quelquefois considérables.

Alors seulement commence le mouvement d'extension, par lequel l'occiput se dirige vers l'anus de la femme, pendant que toutes les parties de la face se dégagent successivement sous la symphyse du pubis. La tête tourne alors autour de la fourchette, et comme dans le dégagement en position occipito-antérieure, elle présente toujours les diamètres sous-occipitaux.

Dans des cas très rares, l'occiput ayant dépassé le coccyx, la face se dégage en plein à la vulve, et le menton apparaît sous l'arcade ; l'occiput, contrairement à toutes les règles, après avoir fortement déprimé le plancher, ne sort que le dernier. La tige occipito-mentonnière a, dans ces cas, réellement basculé. Avec des contractions énergiques et un fœtus petit, tout est possible (Pajot).

La rotation externe de la tête et l'expulsion du tronc n'offrent rien de particulier à noter : l'accouchement se termine comme dans les cas ordinaires.

Les observations suivantes viennent à l'appui de tout ce qui précède, et sont de nouvelles preuves que l'opinion si absolue de Capuron sur la nécessité de l'intervention dans tous les cas de positions occipito-postérieures est absolument erronée.

### OBSERVATION XXXVIII.

*Présentation du sommet en position occipito-iliaque droite postérieure. — Rotation de l'occiput en arrière. — Accouchement naturel. — Métrite légère. — Guérison.*

Élisabeth Rochez, âgée de dix-sept ans, femme de chambre, née dans la Dordogne, est admise à la clinique obstétricale (n° 7) le 14 juillet 1861.

Elle est primipare et à terme ; sa taille est peu élevée et sa conformation très régulière.

Le jour de son entrée, à huit heures du matin, elle ressent les premières douleurs.

Le sommet se présente en position *occipito-iliaque droite postérieure.*

Les douleurs, très vives et très rapprochées au début, se sont ensuite beaucoup ralenties. La tête est très longtemps restée immobile au détroit supérieur, et lorsqu'après s'être engagée elle a commencé à exécuter son mouvement de rotation, on a senti, d'une façon très manifeste, l'occiput se porter en arrière dans la concavité sacrée, tandis que le front se mettait en rapport avec la symphyse pubienne.

Ce mouvement s'est produit du reste avec une extrême lenteur.

La tête, très fortement fléchie, est ainsi sortie : l'occiput s'est d'abord dégagé, après quoi les différentes parties du crâne et de la face.

L'accouchement s'est terminé le 15 juillet, à six heures du matin.

L'enfant, un garçon, pesait 3,200 grammes, et mesurait 50 et 29 centimètres.

La délivrance fut naturelle; mais la malade ressentit après son accouchement une fatigue extrême et un anéantissement profond, qui ne se dissipèrent que peu à peu.

Le 18, vers une heure du matin, cette fille fut prise d'une vive douleur à l'hypogastre et d'une fièvre intense.

A la visite du matin, elle offrait tous les symptômes d'une métrite. On fit immédiatement une application de quinze sangsues, et cette application fut renouvelée le soir même.

Elle fut suivie, le lendemain et les jours suivants, d'onctions avec l'onguent napolitain belladoné.

Sous l'influence de ces moyens et d'un repos absolu, l'état alla en s'améliorant, et la guérison fut complète au bout de quelques jours.

La malade quitta la clinique le 5 août.

OBSERVATION XXXIX.

*Présentation du sommet en position occipito-postérieure droite persistante. — Accouchement naturel.*

Clotilde C..., vingt-quatre ans, domestique, célibataire, née dans les Basses-Pyrénées, est admise à la clinique obstétricale (n° 4) le 27 août 1861.

Cette fille, fortement constituée, d'un tempérament nerveux, d'une taille élevée, a une conformation très régulière.

Elle est enceinte pour la deuxième fois. Le premier accouchement a été naturel et rapide; l'enfant est venu par le sommet.

Cette seconde grossesse est arrivée à terme sans le moindre accident, et les premières douleurs se sont fait ressentir le 27 août, à quatre heures du soir.

Les douleurs, extrêmement énergiques, font rapidement avancer le travail et descendre la tête, qui se présente en position *occipito-iliaque droite postérieure.*

La tête s'engage et descend dans l'excavation, et, bientôt après, elle accomplit un mouvement de rotation d'avant-en arrière, qui place l'occiput dans la concavité du sacrum.

La tête était restée fort longtemps avant d'exécuter ce mouvement; mais, dès qu'il a été complet, l'accouchement s'est terminé avec rapidité, grâce aux douleurs qui étaient extrêmement énergiques et presque continues.

Le 28 août, à huit heures et demie du matin, il naît une fille pesant 3,100 grammes, et mesurant 50 et 28 centimètres.

La délivrance fut facile et naturelle, et les suites de couches furent heureuses.

La malade quitta la clinique le 12 septembre.

### OBSERVATION XL.

*Présentation du sommet en position occipito-iliaque gauche postérieure persistante. — Accouchement naturel.*

Anne Rouy, vingt ans, liquoriste, célibataire, née à Bordeaux (Gironde), est admise à la clinique d'accouchements le 7 décembre 1868.

Cette fille, d'une forte constitution, d'un tempérament sanguin, est très bien conformée.

Elle est enceinte pour la première fois; la grossesse est arrivée à terme, et l'utérus est fortement incliné à droite.

Le début du travail s'établit le 17 décembre, à onze heures du matin. Les douleurs sont faibles, éloignées et courtes; elles gardent ce caractère presque jusqu'à la fin.

Le sommet se présente en position *occipito-iliaque gauche postérieure.*

Le travail marche avec une lenteur extrême, et cette fille se plaint d'une excessive fatigue.

La tête s'engage en conservant sa position primitive. La dilatation du col étant complète, on opère le 18, à midi, la rupture de la poche des eaux, et alors seulement commence un mouvement de rotation de gauche à droite et d'avant en arrière, qui ramène l'occiput en arrière, dans la concavité du sacrum.

A ce moment-là les douleurs deviennent plus énergiques, et provoquent l'expulsion d'un enfant du sexe féminin pesant 3,200 grammes, et mesurant 54 et 28 centimètres.

La délivrance et les suites de couches furent naturelles, et la femme quitta la clinique le 30 décembre.

*Présentation du sommet en position occipito-iliaque droite
postérieure. — Rotation de l'occiput en arrière. — Accouchement naturel. — Métro-péritonite. — Mort.*

Marie C..., vingt-six ans, domestique, née à Dax (Landes),
est admise à la clinique (n° 6) le 6 janvier 1869.

Cette fille, fortement constituée, lymphatique, d'une taille
élevée et d'une conformation très régulière, est enceinte
pour la seconde fois.

La première fois elle a accouché naturellement et avec
rapidité d'un enfant vivant, qui est venu par la tête.

Cette fois-ci encore elle est arrivée à terme, et l'utérus est
fortement incliné à gauche.

Les premières douleurs surviennent le 2 mars, à cinq
heures du soir.

Dès le début, ces douleurs sont fortes, rapprochées et
portent bien.

La position *occipito-iliaque droite postérieure* qu'offrait le
sommet, garde les mêmes caractères jusqu'au bout; l'occiput
tourne en arrière dans la concavité du sacrum, et se dégage
en avant de l'anus.

Le 3 mars, à 9 heures du matin, cette fille accouche d'un
garçon pesant 4,200 grammes, et mesurant 48 et 26 centimètres.

La délivrance fut naturelle; mais le lendemain de l'accouchement, il se manifesta une métro-péritonite, qui, malgré
tous les moyens mis en usage, ne fit qu'empirer, et à laquelle
la malade succomba le 10 mars.


# CHAPITRE VI.

### DES CAS OÙ L'INTERVENTION DEVIENT NÉCESSAIRE POUR TERMINER L'ACCOUCHEMENT DANS LES PRÉSENTATIONS DU SOMMET EN POSITION OCCIPITO-POSTÉRIEURE, ET DES DIVERS MODES D'INTERVENTION.

Je ne me suis occupé jusqu'ici que des cas dans lesquels
l'accouchement se terminait d'une façon naturelle, bien que
le sommet se présentât en position occipito-postérieure.

Nous avons vu cet heureux résultat se produire 37 fois sur 59 observations, soit que la position se fût transformée en occipito-antérieure ou en présentation de la face, soit qu'elle eût gardé jusqu'au bout son caractère primitif et que l'occiput se dégageât en arrière.

Mais il n'en est malheureusement pas toujours ainsi, et il est des cas difficiles que nous allons étudier maintenant, dans lesquels il est nécessaire d'intervenir, d'une manière directe, pour terminer l'accouchement.

Vingt fois seulement, c'est-à-dire dans le tiers des positions occipito-postérieures observées, nous avons dû subir cette nécessité.

Cette proportion s'éloigne d'une manière notable de celle qu'ont donnée, dans leurs travaux, certains auteurs qui se sont occupés de cette question. Je puis citer entre autres le Dr Villeneuve, qui n'a été obligé de terminer l'accouchement que dans le cinquième des cas (3 fois sur 15), et Dugès, qui, plus heureux, admet seulement un accouchement artificiel sur douze positions occipito-postérieures.

Par contre, nous sommes intervenu bien moins souvent que ne le faisait Capuron, qui, on l'a vu dans le chapitre précédent, voulait qu'on appliquât le forceps pour toutes les positions occipito-postérieures; nous sommes resté, au point de vue de l'intervention active, dans de sages limites, et nous nous sommes tenu également éloigné de l'une ou de l'autre de ces opinions exclusives, qui prétendent que l'on doit *toujours* ou que l'on ne doit *presque jamais* intervenir.

Il me reste à étudier, au moyen de mes observations personnelles, les motifs et le genre de l'intervention elle-même, et à examiner si cette intervention, quand elle est nécessaire, s'applique à des accidents produits par les positions occipito-postérieures, ou qui, au contraire, peuvent se rencontrer, quelle que soit la position du sommet.

Il m'a paru, du reste, préférable de donner tout d'abord, d'une manière un peu détaillée, mes propres observations. Leur examen ultérieur me servira à formuler des conclusions plus précises et mieux fondées.

### OBSERVATION XLII.

*Présentation du sommet en position occipito-iliaque gauche postérieure. — Rétrécissement du détroit inférieur. — Application de forceps. — Purpura hemorrhagica. — Guérison.*

Jeanne Tagerot, trente-un ans, célibataire, née dans la Charente-Inférieure, éntre à la clinique obstétricale (n° 6) le 9 juin 1861.

Cette fille, primipare, est d'une constitution assez bonne, d'un tempérament sanguin, d'une taille moyenne.

L'utérus est fortement incliné à droite, la grossesse est arrivée à terme, et les premières douleurs se font ressentir le 10 juin, à quatre heures après-midi.

Le 11, à midi, la dilatation n'a encore atteint que les dimensions d'une pièce de 50 centimes. Les douleurs sont accablantes; mais les contractions sont presque nulles; aussi, la dilatation se fait-elle très lentement.

Le sommet se présente en position *occipito-iliaque droite postérieure*. La rotation d'arrière en avant se fait d'une manière incomplète et avec une extrême lenteur.

Arrivée au détroit inférieur, la tête reste absolument immobile; cette immobilité s'explique facilement, car il existe une obliquité marquée du pubis, et partant un rétrécissement très appréciable du diamètre antéro-postérieur du détroit inférieur.

Les contractions deviennent rares et faibles, la femme est épuisée, l'auscultation démontre que l'enfant commence à souffrir; aussi applique-t-on le forceps le 12 juin, à une heure du matin.

L'application est à peu près directe; on achève la rotation en avant, après quoi des tractions assez énergiques amènent un garçon vivant, pesant 3,300 grammes, et mesurant 53 et 28 centimètres. Pas de déchirure du périnée.

La délivrance fut naturelle. Le cinquième jour, cette fille fut prise d'un purpura hæmorrhagica fébrile, pour lequel on administra de l'infusion de quinquina et du perchlorure de fer et qui disparut assez rapidement.

Exeat le 28 juin 1861.

OBSERVATION XLIII.

*Grossesse gémellaire. — Éclampsie. — Présentation du sommet en occipito-iliaque droite postérieure, et du siége en sacro-iliaque gauche antérieure. — Application de forceps. — Mort.*

Une *inconnue,* âgée d'environ vingt ans, paraissant être enceinte pour la première fois, forte et bien conformée, est amenée à la clinique (n° 2), le 3 juillet 1861, par des personnes qui l'ont trouvée couchée dans la rue, à neuf heures du soir.

Pendant qu'on l'examine, au moment de son entrée, elle est prise d'une attaque très violente d'éclampsie, ce qui explique le profond coma et la perte absolue de connaissance dans lesquels est plongée la malade.

La grossesse ne paraît dater que de huit mois environ. L'utérus est fortement incliné à droite et très saillant. A ce moment, le col est à peine entr'ouvert et encore très rigide.

La dilatation ne se fit que très lentement, et les deux accouchements ne se terminèrent que le 4 juillet, à trois heures du soir, de la façon qu'on va voir :

Le premier enfant se présentait en position *occipito-iliaque droite postérieure.* Cette position, après une rotation complète, s'est convertie en antérieure.

A ce moment-là, dès que la dilatation a été suffisante, on a terminé l'accouchement le plus rapidement possible, en faisant une application directe de forceps.

Le second enfant est venu naturellement par le siége, en position sacro-iliaque gauche antérieure.

Les enfants, morts-nés, du sexe féminin, pesaient 1,760 et 1,550 grammes; ils mesuraient 42 et 23 centimètres de longueur.

Depuis son arrivée, jusqu'au moment où l'accouchement

a été terminé, cette femme a eu au moins une vingtaine d'attaques d'éclampsie.

Ces attaques ont continué tout aussi violentes, mais avec une fréquence moindre, après l'accouchement. Les saignées du bras, les applications de sangsues aux mastoïdes, les inhalations de chloroforme, les compresses glacées sur la tête, tout est resté impuissant, et les attaques se sont succédé jusqu'à la mort de la malade, qui est arrivée le 5 juillet, à cinq heures du matin.

Les urines recueillies pendant la vie étaient albumineuses, et il existait une infiltration assez considérable des extrémités inférieures.

La nécropsie ne put être faite.

### Observation XLIV.

*Présentation du sommet en position occipito-iliaque gauche postérieure. — Rotation incomplète de l'occiput en arrière. — Inertie de l'utérus. — Application de forceps.*

Marie F..., âgée de vingt et un ans, domestique, célibataire, est née à Saint-Julien (Corrèze).

Cette fille, primipare, fortement constituée et bien conformée, est admise à la clinique (n° 5) le 25 juillet 1861.

Elle est à terme et l'utérus est fortement incliné à droite.

Les premières douleurs se font ressentir le 25 juillet, à une heure du matin. A huit heures, la dilatation avait atteint les dimensions d'une pièce de 2 fr.; les douleurs étaient fortes, rapprochées, et bientôt on put facilement constater que le sommet se présentait en position *occipito-iliaque gauche postérieure.*

Les eaux s'écoulèrent vers une heure après-midi, et l'action de l'utérus se soutint jusqu'à trois heures; mais, à partir de ce moment, l'utérus devint inerte et le travail resta stationnaire.

La tête était descendue dans l'excavation, et avait exécuté presque complètement son mouvement de rotation en arrière.

La femme s'épuisant, et demandant à hauts cris qu'on la délivre, on fait une application directe de forceps à six heures et demie du soir.

L'occiput se dégage directement en arrière, et l'enfant, du sexe masculin, vivant, pèse 3,250 grammes, et mesure 49 et 26 centimètres. La fourchette est à peine entamée.

La délivrance et les suites de couches furent très naturelles.

OBSERVATION XLV.

*Présentation du sommet en position occipito-iliaque gauche postérieure. — Rotation incomplète en arrière. — Immobilité permanente de la tête. — Manœuvre avec la main.*

Jeanne G..., vingt-huit ans, journalière, célibataire, née à Napoléon-Vendée (Vendée), est admise à la clinique le 6 septembre 1861.

Cette fille, d'une forte constitution, d'un tempérament sanguin, d'une taille élevée, est très régulièrement conformée ; elle est enceinte pour la troisième fois.

La grossesse est arrivée à terme, et l'utérus est fortement incliné à droite.

Le travail commence le 6 septembre, à une heure du matin. Les douleurs sont fortes, très rapprochées, soutenues ; la dilatation se fait assez rapidement.

Le sommet se présente en position *occipito-iliaque gauche postérieure*. A sept heures et demie la dilatation est complète, et on rompt la poche des eaux. Aussitôt le travail est activé, et la tête arrive au détroit inférieur sans avoir terminé sa rotation d'arrière en avant.

Les douleurs se maintiennent toujours très énergiques, et, malgré cela, la tête reste absolument immobile dans cette position. L'arrêt subi par cette partie dans son mouvement de rotation semble d'ailleurs être l'unique cause du défaut de progression.

On introduit alors la main droite dans l'utérus, et, après avoir placé les doigts sur le côté gauche de la tête de l'enfant, on ramène toute la tête en avant. On complète, en un mot, le mouvement de rotation, en même temps qu'on abaisse la partie qui se présente.

Après cette manœuvre, que l'amplitude du bassin de cette fille rendait facile, le travail reprend avec une très grande activité, et l'accouchement se termine à une heure du soir par l'expulsion d'un enfant mâle, pesant 4,300 grammes, et mesurant 53 et 29 centimètres.

La délivrance et les suites de couches furent très naturelles.

OBSERVATION XLVI.

*Présentation du sommet en position occipito-iliaque droite postérieure. — Prolapsus du cordon. — Rotation incomplète en avant. — Immobilité permanente de la tête. — Manœuvre avec la main. — Péritonite. — Mort.*

Françoise C..., quarante-un ans, sans profession, mariée, née dans la Charente-Inférieure, entre à la clinique (n° 9) le 21 octobre 1861.

Cette femme, d'une forte constitution, d'un tempérament sanguin, d'une petite taille, et bien conformée, a déjà eu six enfants.

Les accouchements antérieurs ont tous été naturels et se sont faits rapidement.

Cette dernière grossesse est arrivée à terme, et la malade a ressenti les premières douleurs le 21 octobre, vers sept heures et demie du matin. A midi, les douleurs deviennent beaucoup plus fortes; elles sont presque continues. Au dire de la patiente, aucun des accouchements antérieurs n'a été aussi laborieux.

Le sommet se présente en position *occipito-iliaque droite postérieure.*

La poche des eaux se rompt à quatre heures du soir; les eaux s'écoulent brusquement, et entraînent avec elles une anse considérable du cordon ombilical. Ce prolapsus, duquel on ne s'aperçoit qu'au bout d'un instant, est assez difficile à réduire; on y arrive cependant, et il ne se reproduit plus.

La tête plonge fortement dans l'excavation, les douleurs sont extrêmement énergiques, et, malgré cela, le mouvement de rotation d'arrière en avant, qui ne s'est qu'en partie effectué, ne se complète pas.

La tête reste immobile; la femme souffre, demande à hauts cris qu'on en termine. On pratique alors une manœuvre analogue à celle de l'observation précédente.

La main gauche est introduite dans l'utérus; en la recourbant, on arrive à placer les doigts sur le côté droit de la tête du fœtus. On ramène alors l'occiput en avant, et dès que, par cette manœuvre assez simple, mais dont l'exécution fut cependant plus difficile ici que dans l'observation précédente (n° XLV), on eut mis la tête dans une situation plus favorable, l'accouchement se termina assez rapidement, à huit heures du soir.

L'enfant, du sexe masculin, mort-né (asphyxie par compression du cordon), pesait 3,750 grammes, et mesurait 57 et 32 centimètres.

Après la délivrance, qui se fit d'une façon très naturelle, on eut facilement l'explication du prolapsus du cordon. Cet organe avait, en effet, une longueur beaucoup plus considérable qu'à l'état normal, car il mesurait 95 centimètres.

Aussitôt après l'accouchement, cette femme fut prise d'un violent frisson, et resta pendant assez longtemps dans un état d'angoisse inexprimable. L'utérus resta un peu volumineux, et, dès le surlendemain, survinrent tous les symptômes d'une métro-péritonite, qui marcha, malgré tous les moyens qu'on put employer, et à laquelle la malade succomba le 30 octobre, à six heures du soir.

La nécropsie démontra l'existence d'une péritonite généralisée, avec fausses membranes purulentes, adhérences, pus dans le petit bassin, etc., etc.

### Observation XLVII.

*Présentation du sommet en position occipito-iliaque gauche postérieure persistante. — Inertie utérine compliquée d'hémorrhagie. — Application de forceps. — Péritonite. — Mort.*

Marie Sauvage, trente-trois ans, cuisinière, célibataire, née à Saint-Fron (Charente), est admise à la clinique d'accouchements (n° 3) le 25 décembre 1861.

Cette fille, enceinte pour la première fois, est d'une bonne constitution, d'un tempérament lymphatique, d'une taille élevée, et bien conformée.

L'utérus est incliné à droite, le bassin est large et bien

développé. Elle est à terme, et elle commence à souffrir le 25 décembre, à quatre heures du soir.

Les douleurs deviennent surtout fortes le 26, à six heures du matin. Elles se maintiennent très énergiques jusqu'à quatre heures de l'après-midi, après quoi elles diminuent beaucoup de fréquence et d'intensité. L'utérus ne se contracte plus alors que très mollement et de loin en loin; l'inertie est à peu près complète.

Le sommet se présente en position *occipito-iliaque gauche postérieure*. La tête descend très lentement. Le mouvement de rotation intérieure se fait en arrière, et encore d'une manière incomplète, huit heures après la rupture de la poche des eaux.

Il survient à ce moment une hémorrhagie assez abondante, et on se décide alors à faire une application de forceps pour terminer au plus tôt l'accouchement, et délivrer la femme dont la fatigue est extrême.

L'application de forceps se fait rapidement, et, à dix heures du soir, on amène, l'occiput en arrière, un enfant vivant, du sexe féminin, pesant 2,800 grammes, et mesurant 48 et 26 centimètres. La division de la fourchette n'atteint pas 1 centimètre de profondeur.

La délivrance fut naturelle; mais les suites de couches furent malheureuses.

Deux jours après l'accouchement, il se manifesta une douleur très vive dans le côté gauche de l'abdomen, et la malade succomba le 7 janvier 1862, après avoir offert tous les symptômes d'une péritonite puerpérale.

A la nécropsie, on trouve toutes les lésions anatomo-pathologiques de la péritonite (congestion intense, fausses membranes, épanchement séro-purulent, etc., etc.). Il existe, en outre, un épanchement considérable d'un liquide très louche dans la cavité pleurale gauche.

### OBSERVATION XLVIII.

*Présentation du sommet en position occipito-iliaque droite postérieure. — Suspension complète du travail. — Version. — Enfant vivant.*

Thècle Nitasse, âgée de vingt-neuf ans, servante, célibataire, née à Bordeaux (Gironde), est admise à la clinique (n° 2) le 1ᵉʳ avril 1862.

Bien constituée et d'un tempérament sanguin, cette fille, bien conformée et d'une petite taille, est enceinte pour la deuxième fois et à terme.

L'utérus est très fortement incliné à gauche. Au moment de l'entrée de la malade, le col est encore très élevé; on l'atteint à peine avec le doigt et à travers l'orifice, qui commence à se dilater; on reconnaît une présentation du sommet.

Les premières douleurs se font ressentir le 2 avril, à six heures du matin. Les douleurs, faibles d'abord, deviennent ensuite de plus en plus fortes. La poche des eaux se rompt le 3, vers quatre heures du matin; mais, malgré des douleurs extrêmement énergiques, très rapprochées et qui fatiguent beaucoup la malade, la tête reste au détroit supérieur, et ne plonge nullement dans l'excavation.

Elle est placée en position *occipito-iliaque droite posté-rieure*.

La mensuration du bassin, faite avec soin, ne découvre l'existence d'aucun vice de conformation; et, cependant, la tête arc-boute contre le pubis, et le travail se suspend absolument.

Cet état durant depuis cinq heures, la femme étant harassée de fatigue, et l'auscultation démontrant que l'enfant souffre beaucoup, on se dispose à terminer l'accouchement, et, vu la position élevée de la tête, on se décide à pratiquer la version pelvienne.

Cette opération est rapidement terminée, malgré ses difficultés, et à onze heures du matin, le 3 avril, on amène un enfant, du sexe féminin, pesant 2,800 grammes, mesurant 49 et 28 centimètres, et qui ne commence à donner des signes de vie qu'au bout d'une demi-heure de soins.

La délivrance fut naturelle.

Les jours qui suivirent l'accouchement, cette fille eut une métrite légère, qui céda à des applications de sangsues et à des onctions d'onguent napolitain.

La malade quitta la clinique le 18 avril en parfaite santé.

## Observation XLIX.

*Présentation du sommet en position occipito-iliaque gauche postérieure. — Rotation de l'occiput en avant. — Lenteur extrême du travail. — Application de forceps.*

Marie P..., âgée de vingt-quatre ans, cuisinière, célibataire, née à Massiac (Gers).

Admise à la clinique (n⁰ 4) le 1ᵉʳ mai 1862, cette fille est d'une bonne constitution, d'une taille moyenne, et d'un tempérament sanguin ; elle est, en outre, bien conformée, primipare.

L'utérus est incliné à droite. Elle est à terme, et elle commence à souffrir le 3, à onze heures du soir.

Les douleurs sont légères et peu franches, jusque vers cinq heures du matin, le 4 ; alors seulement elles deviennent plus fortes. Le col a une grande rigidité et il se dilate lentement.

La tête se présente en position *occipito-iliaque gauche postérieure.*

La dilatation est très lente à se faire, et au moment où elle est complète, vers cinq heures du matin, la poche des eaux se rompt.

Alors commence la rotation de la tête d'arrière en avant, les douleurs sont éloignées, les contractions portent mal ; de sorte que cette rotation ne se fait qu'avec une lenteur extrême.

A neuf heures du soir, elle n'est pas encore complète ; mais pour épargner à la femme, qui est dans un état de fatigue excessive, de nouvelles et inutiles douleurs, on fait une application de forceps.

Cette application, légèrement oblique, ramène complètement l'occiput en avant, et termine l'accouchement avec rapidité, au grand bénéfice de la mère et de l'enfant. Il se produit cependant une déchirure assez considérable du périnée.

L'enfant, du sexe masculin, pèse 2,550 grammes, et mesure 49 et 26 centimètres.

La délivrance et les suites de couches furent très naturelles.

### Observation L.

*Présentation du sommet en position occipito-iliaque gauche postérieure. — Rotation de l'occiput en arrière. — Inertie utérine; suspension du travail. — Application de forceps. — Métrite. — Guérison.*

Marie P..., âgée de vingt-huit ans, domestique, célibataire, née à Quinsac (Dordogne), est d'une forte constitution, d'un tempérament lymphatique, d'une taille élevée, et très régulièrement conformée.

Elle est primipare, et est admise à la clinique le 12 décembre 1862.

La grossesse est arrivée à terme, et l'utérus est fortement incliné à droite.

Le travail débute le 12 décembre à dix heures du matin. Les douleurs sont rapprochées et très fortes, mais elles portent mal.

Le sommet se présente en position *occipito-iliaque gauche postérieure.* La tête descend dans l'excavation; mais le mouvement de rotation s'effectue en arrière et d'une manière incomplète.

La tête, retenue sur le plancher du bassin, reste absolument immobile par suite d'une inertie complète de l'utérus.

La fatigue de la femme est extrême, et elle demande elle-même qu'on la délivre le plus tôt possible.

On fait alors une application de forceps.

Les branches sont introduites dans une situation très légèrement oblique, après quoi l'occiput est ramené en arrière par un mouvement très limité; les tractions sont faites alors directement.

Le 12 décembre, à minuit et demi, on extrait ainsi, après de très vigoureuses tractions, une fille vivante, pesant 2,900 grammes, et mesurant 50 et 26 centimètres. Le périnée reste parfaitement intact.

La délivrance fut naturelle; mais, cinq jours après l'accouchement, on observa le début d'une métrite qui alla s'aggravant très vite les premiers jours. On put même concevoir, pendant quelque temps, des craintes pour la vie de la malade;

mais grâce à un traitement énergique (sangsues, vésicatoires sur le ventre et aux cuisses, frictions avec l'onguent napolitain, calomel *fractâ dosi* à l'intérieur, etc., etc.), tous les symptômes s'amendèrent, et cette fille quitta la clinique, en parfaite guérison, le 9 février 1863.

OBSERVATION LI.

*Présentation du sommet en position occipito-iliaque gauche postérieure. — Engagement sans rotation, et immobilité de la tête. — Application de forceps. — Métro-péritonite puerpérale. — Mort.*

Collette T..., âgée de vingt-cinq ans, domestique, célibataire, est admise à la clinique d'accouchements (n° 5) le 28 avril 1863.

Cette fille, primipare et à terme, est d'une forte constitution, d'un tempérament sanguin, d'une taille élevée; elle est en outre très bien conformée.

Les premières douleurs se font ressentir le 28 avril, à une heure du matin.

Le sommet se présente en position *occipito-iliaque gauche postérieure.* La tête s'engage et descend dans l'excavation; elle arrive même au détroit inférieur sans que la rotation s'effectue.

A sept heures et demie du soir, la dilatation est complète, la tête reste absolument immobile; aussi, pour délivrer la malade, qui supporte sans aucun bénéfice de très fortes douleurs, fait-on, le 28, à dix heures du soir, une application de forceps.

L'occiput est d'abord ramené en arrière, et, après des tractions énergiques, on extrait, en position occipito-postérieure, un enfant vivant, du sexe masculin, pesant 3,200 grammes, et mesurant 51 et 29 centimètres. Déchirure de 2 centimètres de long environ.

La délivrance fut faite rapidement et d'une manière naturelle.

30. — Douleurs vives dans les deux fosses iliaques. (Huit sangsues de chaque côté.)

1er mai. — Les douleurs sont plus vives, et l'utérus est un

peu volumineux. On renouvelle l'application de sangsues.

A partir de ce jour, l'état devint de plus en plus mauvais. Tous les symptômes d'une métro-péritonite se manifestèrent, allèrent sans cesse en augmentant, malgré tous les moyens mis en usage, et la mort survint, le 15 mai, à dix heures du soir.

L'autopsie révéla l'existence de pus dans les sinus utérins, et des lésions caractéristiques de la métro-péritonite.

Il existait, en outre, un épanchement séro-purulent dans la cavité pleurale gauche.

OBSERVATION LII.

*Présentation du sommet en position occipito-iliaque droite postérieure. — Éclampsie. — Application de forceps.*

Jenny You, vingt et un ans, journalière, célibataire, née à Nantes (Loire-Inférieure), est d'une constitution forte, d'un tempérament sanguin, d'une taille élevée; elle est, en outre, très bien conformée.

Cette primipare, enceinte de huit mois et demi environ, est admise à la clinique (n° 7), le 30 juin 1863.

Le travail a débuté à huit heures du matin, et au moment où on apporte cette fille à la clinique, elle en est à sa onzième attaque d'éclampsie.

Les membres inférieurs sont très infiltrés, la face est bouffie, il y a une albuminurie manifeste.

L'utérus est fortement incliné à droite; le col est mince, dur, peu dilatable. La dilatation n'a encore atteint que les dimensions d'une pièce de 1 fr.

Le sommet se présente en position *occipito-iliaque droite postérieure.*

Les contractions sont irrégulières, les douleurs sont assez fortes; on les provoque en frictionnant fréquemment l'abdomen, et on aide à la dilatation du col en le tiraillant au moyen de deux doigts introduits dans son ouverture.

La tête s'engage lentement, la rotation se fait en arrière.

Dès que le col est assez dilatable pour permettre l'introduction du forceps, c'est-à-dire vers sept heures du soir, on fait une application de cet instrument.

L'application est directe, et l'occiput se dégage en arrière.

L'enfant, mort-né, pèse 2,050 grammes, et mesure 42 et 28 centimètres.

La délivrance fut rapide et naturelle ; mais les suites de couches furent malheureuses.

Cette fille, qui jusqu'au moment de sa délivrance avait eu quinze attaques d'éclampsie, en eut encore cinq après l'accouchement.

Elle succomba le 2 juillet, à quatre heures du soir, malgré tous les moyens mis en usage (sangsues aux apophyses mastoïdes, musc et castoréum, lavements purgatifs et antispasmodiques, glace sur la tête, etc).

A la nécropsie, nous trouvâmes une violente congestion méningienne et encéphalique.

OBSERVATION LIII.

*Présentation du sommet en position occipito - iliaque droite postérieure. — Inertie utérine. — Application de forceps.*

Rose S..., âgée de vingt-quatre ans, couturière, mariée, primipare, est admise à la clinique (n° 8) le 27 mars 1864.

Cette jeune femme est à terme, et son utérus est fortement incliné à droite.

Le travail a commencé le 28 mars, à huit heures du matin, et au moment où l'on pratique le premier examen, le col est peu dilaté ; mais il est cependant facile de constater une présentation du sommet.

La dilatation augmente sous l'influence de douleurs fortes et rapprochées, et bientôt on reconnaît une position *occipito-iliaque droite postérieure.*

Le travail, qui semblait marcher rapidement, s'arrête tout à coup vers quatre heures de l'après-midi, et la tête, arrivée jusque sur le plancher du bassin, reste absolument immobile à partir de ce moment. La rotation de l'occiput en avant est presque entièrement terminée.

L'inertie utérine est complète ; aussi fait-on, à huit heures du soir, une application de forceps. Par un très léger mouvement de rotation, les branches, d'abord un peu obliques, ramènent l'occiput tout à fait en avant ; après quoi l'extraction de l'enfant se fait assez facilement.

Il se produit seulement, malgré toutes les précautions, une large déchirure du périnée.

Une suture enchevillée fut faite aussitôt après l'accouchement ; mais on dut l'enlever le lendemain, à cause de la tuméfaction inflammatoire.

L'enfant, du sexe masculin, pesait 3,250 grammes, et mesurait 52 et 28 centimètres.

La délivrance fut rapide et naturelle, les suites de couches furent heureuses.

### OBSERVATION LIV.

*Grossesse gémellaire. — Présentation du siége en position sacro-iliaque gauche antérieure, et du sommet en position occipito-iliaque gauche postérieure. — Sortie naturelle du premier enfant; version pour le second. — Enfants vivants.*

Marie Ludon, âgée de vingt-trois ans, cigarière, célibataire, entrée à la clinique le 26 mai 1866 (n° 11), est d'une bonne constitution et d'un tempérament lymphatique ; elle est, en outre, très régulièrement conformée.

En examinant, par le palper abdominal, cette primipare, qui est arrivée à terme, on sent d'assez nombreuses extrémités, et d'un autre côté l'auscultation révèle l'existence de deux bruits du cœur parfaitement distincts, ce qui ne permet pas de douter de l'existence d'une grossesse gémellaire.

Le femme commence à souffrir le 26 mai, à neuf heures du soir. Les douleurs sont faibles et portent assez mal ; mais, bientôt, elles deviennent plus énergiques, le travail marche, et il est facile de constater une présentation du siége en position *sacro-iliaque gauche antérieure.*

L'accouchement se prolongeant, on se sert de l'index placé dans le sillon de l'aine sous forme de crochet, et on dégage ainsi l'enfant, l'occiput en avant.

La seconde poche est rompue le 27 à midi. Il se produit aussitôt un engagement brusque en position *occipito-iliaque gauche postérieure.* Un pied et une main s'engagent en même temps que la tête.

Au bout de quelques instants, on constate un prolapsus assez considérable du cordon. Sa réduction était difficile, et les battements diminuant avec une très grande rapidité, on pratique immédiatement la version, en repoussant la tête, et au moyen du pied qui s'engageait.

Cette opération, menée rapidement, amène un enfant vivant du sexe masculin, pesant 2,450 grammes, et mesurant 46 et 24 centimètres. Le premier pesait 2,850 grammes et avait la même longueur. Les deux vécurent.

La délivrance et les suites de couches furent heureuses.

## OBSERVATION LV.

*Présentation du sommet en position occipito-iliaque gauche postérieure. — Rotation de l'occiput en arrière. — Lenteur extrême du travail. — Application de forceps.*

Jeanne Dutrens, vingt-six ans, domestique, célibataire, est admise à la clinique (nº 7) le 29 août 1866.

Cette fille, primipare, est d'une bonne constitution, d'une taille moyenne et d'une conformation très régulière.

L'utérus est fortement incliné à droite, et la grossesse est arrivée à terme.

Le travail débute, le 29 août, à quatre heures du matin, et il est bientôt facile de diagnostiquer une position occipito-iliaque gauche postérieure.

Les douleurs sont rares et peu fortes, le col s'est dilaté lentement, et à dix heures du soir, c'est-à-dire après dix-huit heures de travail, il n'a encore que les dimensions d'une pièce de 5 fr.

Cette dilatation se complète avec une lenteur extrême; l'occiput exécute son mouvement de conversion en arrière, et il reste ensuite immobile dans cette situation.

On donne, sans résultat aucun, une assez forte dose de seigle ergoté. Les contractions deviennent presque permanentes, tétaniques. La femme est extrêmement fatiguée et demande à hauts cris qu'on la délivre.

Aussi le 30, à trois heures et demie du matin, on fait une application directe de forceps, qui amène un enfant mort, pesant 3,200 grammes. Pas de lésion du périnée.

La délivrance fut rapide et naturelle; mais deux jours après l'accouchement, cette fille fut prise d'accidents inflammatoires légers du côté de l'utérus et du péritoine. Ces accidents n'eurent pas de suites fâcheuses, et la malade quitta la clinique le 14 septembre.

OBSERVATION LVI.

*Présentation du sommet en position occipito-iliaque droite postérieure. — Léger rétrécissement du bassin. — Application de forceps.*

Lucie M..., vingt-huit ans, domestique, née à Nantes (Loire-Inférieure), est admise à la clinique (nº 10) le 12 novembre 1866.

Cette fille, primipare, est arrivée au terme de sa grossesse.

C'est le 12 novembre, jour de l'entrée de la malade, à une heure du matin, que le travail de l'accouchement commence.

Ce travail marche avec une grande lenteur. Enfin, au moment où la dilatation est presque complète, la sage-femme rompt la poche des eaux; il était alors trois heures de l'après-midi.

Le sommet se présentait en position *occipito-iliaque droite postérieure.* L'occiput a exécuté son mouvement de rotation en arrière; mais la tête s'engage fort peu, et les douleurs fréquentes, mais peu énergiques, ne font pas avancer le travail.

La tête est à peine engagée au détroit supérieur et reste encore mobile. A cinq heures et demie, la femme est très fatiguée, et il existe sur le crâne de l'enfant une tumeur sanguine assez considérable.

Aussi, en vue de la longueur très grande du travail, se décide-t-on à faire une application de forceps à six heures du soir.

Cette application directe fut assez difficile. La tête était, en effet, située à une grande hauteur, et comme il existait manifestement un rétrécissement assez marqué du diamètre sacro-pubien du détroit supérieur, il fallut des tractions très vigoureuses pour amener l'enfant au dehors. L'occiput fut dégagé en arrière, et le périnée ne subit qu'une légère solution de continuité.

Cet enfant, un garçon, pesait 3,000 grammes; il naquit dans un état d'asphyxie très marqué, et ne put être rappelé à la vie qu'au bout d'un quart d'heure.

La délivrance fut facile, et, à part une métrite extrêmement légère, les suites de couches furent naturelles. Exeat le 22 décembre.

### OBSERVATION LVII.

*Présentation du sommet en position occipito-iliaque gauche postérieure. — Rotation de l'occiput en avant. — Inertie utérine. — Application de forceps.*

Ursule F..., vingt-six ans, blanchisseuse, célibataire, née à Orléans (Loiret), est admise à la clinique (n° 1) le 26 novembre 1866.

Cette fille, primipare, est d'une bonne constitution et d'un tempérament sanguin; elle est bien conformée et à terme.

L'utérus est fortement incliné à droite, et les premières douleurs se font ressentir le 26 novembre, à six heures du matin.

Au début, les douleurs sont très fortes et très fréquentes; mais bientôt leur énergie va en s'affaiblissant; aussi la tête, qui se présentait en position *occipito-iliaque gauche postérieure*, n'accomplit-elle qu'avec une extrême lenteur son mouvement de rotation en avant.

Dès que ce mouvement fut à peu près complet, c'est-à-dire quand la tête fut arrivée sur le plancher du bassin, il survint une inertie complète de l'utérus, qui existait encore à huit heures du soir.

On fait alors, pour terminer ce long accouchement et épargner de nouvelles fatigues à cette femme, une application directe de forceps.

Des tractions assez modérées amènent la sortie d'un garçon vivant, qui pèse 3,050 grammes, et qui mesure 47 et 26 centimètres. Le périnée reste intact.

La délivrance fut naturelle, et les suites de couches furent heureuses.

La femme quitta la clinique le 10 décembre.

### Observation LVIII.

*Grossesse gémellaire. — Présentation du sommet en position occipito-iliaque gauche postérieure. — Épuisement nerveux considérable. — Application de forceps.*

Jeanne B..., âgée de vingt-neuf ans, journalière, célibataire, née à Anglet (Basses-Pyrénées), est admise à la clinique (n° 3) le 25 mars 1867.

Cette fille, d'une constitution faible, d'un tempérament lymphatique, mais bien conformée, est enceinte pour la deuxième fois. Le premier accouchement a été naturel et assez rapide.

L'utérus est situé sur la ligne médiane, et l'examen direct ne laisse aucun doute sur l'existence d'une grossesse gémellaire.

Le travail se déclare le 25 mars, à huit heures du matin. Les douleurs sont faibles, de peu de durée et portent mal.

Le sommet se présente en position *occipito-iliaque gauche postérieure,* et l'occiput tourne lentement en arrière, de façon à venir se placer dans la concavité sacrée.

Cette rotation terminée, la tête reste absolument immobile, et la femme tombe dans un épuisement nerveux tel, qu'elle est incapable de faire aucun mouvement. Les douleurs deviennent d'ailleurs très rares et très faibles.

Dix-neuf heures après le début du travail, on se décide à faire une application de forceps.

L'application se fait d'une manière directe, et l'occiput est dégagé en arrière sans lésion du périnée.

Cet enfant, du sexe féminin, pèse 1,750 grammes, et mesure 38 et 20 centimètres.

Le second enfant, un garçon, vint par le siége; sa sortie fut naturelle, et les deux enfants vécurent.

La délivrance fut naturelle, les suites de couches furent heureuses, et la malade quitta la clinique le 2 avril.

### Observation LIX.

*Présentation du sommet en position occipito-iliaque droite postérieure. — Saillie de l'angle sacro-vertébral. — Application de forceps.*

Françoise D..., âgée de vingt-neuf ans, ménagère, célibataire, née à Toulouse (Haute-Garonne), est admise à la clinique (n° 8) le 19 mai 1867.

Cette fille, d'une forte constitution, d'un tempérament sanguin, d'une taille moyenne, est enceinte pour la seconde fois. La première fois, elle a accouché sans difficulté d'un enfant vivant, mais *fort petit*.

Cette fois-ci la grossesse est arrivée à terme ; il existe une laxité telle des parois abdominales, que l'utérus est presque complétement en antéversion et à gauche.

C'est à une heure du matin, le 19 mai, que le travail de l'accouchement commence ; les douleurs sont très rapprochées, et elles prennent tout d'abord un caractère de violence qu'elles conservent.

La dilatation du col se fait assez rapidement ; les membranes sont rompues à deux heures du matin ; les douleurs persistent avec la même force et la même fréquence, mais la tête ne s'engage pas.

C'est pour ce motif que l'accoucheuse, chez laquelle se trouvait cette fille, l'amène à la clinique à neuf heures du soir, en racontant ce qu'elle avait observé depuis le début du travail.

En examinant alors cette fille, on reconnaît une présentation du sommet en position *occipito-iliaque droite postérieure ;* la rotation de l'occiput en arrière est presque terminée. On reconnaît en même temps qu'il existe une saillie notable de l'angle sacro-vertébral, et que le diamètre antéro-postérieur du détroit supérieur est diminué. Aussi la tête est-elle à peine engagée et n'avance-t-elle plus. Elle est cependant fort peu mobile.

A dix heures et demie du soir, c'est-à-dire au bout de dix-sept heures de travail, on fait une application de forceps. Cette application est directe, et l'occiput est dégagé en arrière ; il se produit une très légère déchirure du périnée.

Grâce à des tractions très énergiques, on retire un enfant énorme, vivant, du sexe masculin, pesant 4,050 grammes et mesurant 51 et 26 centimètres.

La délivrance et les suites de couches furent naturelles, et cette fille quitta l'hôpital le 12 juin.

OBSERVATION LX.

*Présentation du sommet en position occipito-iliaque droite postérieure. — Éclampsie. — Forceps. — Mort.*

Justine V..., vingt-sept ans, tailleuse, célibataire, née à Dommec (Dordogne), est admise à la clinique (n° 7) le 17 août 1867.

Cette fille, d'une constitution affaiblie, lymphatique, d'une petite taille, est bien conformée.

Albuminurique pendant toute sa grossesse, cette fille est apportée à la clinique (n° 2) le 17 août 1867; elle a déjà eu plusieurs attaques d'éclampsie, depuis le moment où le travail a débuté dans la nuit du 16 au 17.

A dix heures du matin, c'est-à-dire au moment où l'on amène cette fille à la clinique, le travail est encore peu avancé. On constate une position *occipito-iliaque droite postérieure,* et, pour combattre les attaques d'éclampsie, on pratique une saignée du bras; on fait des applications de sangsues aux mastoïdes, de glace sur la tête ; on administre à la malade des antispasmodiques en potion et en lavement, tous moyens qui n'empêchent pas les attaques d'éclampsie de se reproduire fréquemment.

A cinq heures du soir, l'occiput a exécuté un mouvement de rotation complet qui l'a ramené en avant, et la tête est descendue jusque sur le plancher du bassin. Le col étant assez dilaté et surtout assez dilatable, on fait une application directe de forceps, au moyen de laquelle on amène assez vite à l'extérieur une fille morte, pesant 2,500 grammes et mesurant 49 et 27 centimètres.

La délivrance fut naturelle, mais les attaques continuèrent; le coma persista, alla même en augmentant, et la malade succomba le 22 août. L'autopsie ne put être faite.

### Observation LXI.

*Présentation du sommet en position occipito-iliaque droite postérieure. — Rotation de l'occiput en arrière. — Lenteur extrême du travail. — Immobilité permanente de la tête. — Application de forceps. — Mort de l'enfant par compression du cordon.*

Le 23 mai 1870, je suis appelé auprès d'une jeune femme, Marianne Dauga, âgée de vingt-six ans, primipare, demeurant à Montgaillard (Landes), maison Lapet.

Il était dix heures du soir environ, et l'on me raconta que cette femme souffrait des douleurs de l'enfantement depuis la veille, vers huit heures du matin.

La sage-femme, qui avait vu la malade, après l'avoir examinée à plusieurs reprises, s'était retirée en annonçant que tout irait bien.

Au moment où j'arrive, on me raconte que Marianne D... a perdu les eaux dans l'après-midi, vers quatre heures, pendant une violente douleur. A partir de ce moment, les douleurs se sont éloignées et ont diminué d'intensité.

J'examine la malade, qui est une femme très forte et très vigoureuse. La grossesse est arrivée à terme. Le col, effacé, mou, est à peine dilaté, comme une pièce de un franc. La tête est encore très élevée, et ce n'est qu'après un examen un peu prolongé et attentif que j'arrive à diagnostiquer une position *occipito-iliaque droite postérieure.*

Je me retire alors, en annonçant à la famille que l'accouchement serait un peu long, mais que, selon toutes les probabilités, il se terminerait heureusement et d'une manière toute naturelle.

Le surlendemain, mercredi 25 mai, vers midi, j'eus l'occasion de revoir cette femme en rentrant de faire une opération de cataracte dans le voisinage, et, à mon grand étonnement, je trouvai la tête dans une situation absolument semblable à celle qu'elle occupait l'avant-veille : elle n'avait exécuté qu'un très léger mouvement de rotation en arrière.

Le col était beaucoup plus mou et beaucoup plus dilaté, mais sans cependant l'être encore complètement.

La femme, qui n'éprouve que des douleurs légères, mais très fréquentes, est dans un état de fatigue extrême ; depuis trois nuits, elle n'a pas reposé un seul instant.

Je me décide à faire une application de forceps, et pendant qu'on va chercher cet instrument, je prescris un bain.

L'application se fait vers trois heures de l'après-midi, sans de grandes difficultés, le bassin ayant une excellente conformation.

Je fais une application de forceps un peu oblique, et je ramène peu à peu l'occiput complètement en arrière. Il me faut exécuter des tractions extrêmement énergiques et prolongées pour extraire l'enfant.

C'est un superbe garçon pesant environ 4,000 grammes, et qui, à mon grand étonnement, est mort-né.

Le motif de cette mort, inexplicable tout d'abord, devint bien vite évident quand j'examinai avec soin les points sur lesquels avaient porté les branches du forceps.

Pendant que la branche femelle portait sur le côté droit du front, au-dessus de l'arcade sourcillière, la branche mâle, portant beaucoup plus loin, avait glissé jusque sur la nuque du côté gauche.

L'extrémité de cette cuiller avait ainsi comprimé le cordon, qu'un malheureux hasard avait précisément placé autour du cou de l'enfant, et la mort s'en était suivie.

Grâce à des précautions extrêmes, le périnée, qui dut subir une distension énorme, fut respecté, et il ne se produisit aucune déchirure.

Les suites de couches furent régulières ; la fatigue extrême, que ce travail si long avait provoquée chez cette pauvre femme, disparut peu à peu, et au bout de quelques jours de soins et de repos, la malade était sur pied.

En récapitulant et en examinant une à une les observations précédentes, nous voyons que les causes qui ont nécessité l'intervention de l'accoucheur y forment deux groupes bien distincts.

Le premier de ces groupes comprend les accidents dont

la production est sous la dépendance immédiate de la situation de l'occiput en arrière; le second comprend ceux qui en sont indépendants, et qui tiennent à la conformation de la femme ou qui auraient pu s'observer chez les mêmes sujets, quelle que fût la position de l'enfant.

Parmi ces derniers, que nous devons nous contenter de signaler, parce que leur étude est complètement étrangère au sujet qui nous occupe, nous rangeons un cas de prolapsus du cordon (obs. 54) qui a nécessité une intervention immédiate, trois cas d'éclampsie (obs. 43, 52 et 60) et enfin quatre cas de rétrécissement du bassin (obs. 37, 42, 56, 59), dans lesquels les difficultés de l'accouchement ont été augmentées à la fois par l'angustie pelvienne et par la situation de l'occiput en arrière.

Les accidents du premier groupe ont été constitués une fois par un épuisement nerveux considérable (obs. 58), deux fois par une lenteur extrême du travail (obs. 49 et 55), une fois par l'absence de rotation de la tête et son immobilité permanente (obs. 51), trois fois par une rotation incomplète avec immobilité consécutive absolue (obs. 45, 46 et 61), six fois enfin par de l'inertie utérine (obs. 44, 47, 48, 50, 53, 57).

Ces accidents du premier groupe se subdivisent eux-mêmes en accidents spéciaux, particuliers à la position, et en accidents qui, quoique produits évidemment, dans les cas observés, par cette position même, peuvent néanmoins se retrouver dans des cas où l'occiput n'occupe pas la moitié postérieure du bassin.

N'est-il pas vrai, en effet, que la lenteur extrême du travail, l'épuisement nerveux, l'inertie utérine, peuvent se rencontrer avec les diverses positions du sommet? Cela ne saurait être mis en doute, mais on doit reconnaître aussi que ces accidents ont de bien plus grandes facilités à se produire quand le sommet est placé en position occipito-postérieure.

La durée du travail, si variable au dire des auteurs qui ont fait des statistiques sur ce point particulier de la science tocologique, est, au dire de tous, beaucoup plus longue dans les positions occipito-postérieures. Cette opinion est encore confirmée par ce que nous avons observé nous-même.

D'après Mme Lachapelle, la durée moyenne du travail est de cinq à six heures, et c'est surtout dans les huit premières heures que l'on observe les plus fréquentes terminaisons.

Maswell [1], se basant sur 442 observations, donne pour la durée du travail une moyenne de dix heures et demie ; Merrimann [2] a donné une statistique de 226 accouchements, dont la durée moyenne générale est d'un peu moins de quinze heures ; enfin, Collins [3], dans un relevé très important (15,084 accouchements), a noté que le travail avait duré :

Une heure............................ 3,513 fois.
De une à quatre heures................ 7,474 —
De quatre heures à douze heures........ 4,097 —

Malheureusement, on a fait entrer, dans toutes ces statistiques, des cas très différents entre eux par la position du fœtus. Limitant mes recherches aux seules positions occipito-postérieures, j'ai calculé de mon côté la durée moyenne du travail dans les quarante observations ci-dessus où le travail s'est terminé naturellement, et je suis arrivé aux résultats suivants :

(1) Maswell, *Durée du travail.* (*Edinb. med. and surg. journ.*, 1833.)
(2) Merrimann, *Durée du travail.* (*Synops. of difficul. parturit.* London, 1814.)
(3) Collins, *Traité pratique d'accouchements.* Londres, 1836.

*Rotation de l'occiput en avant :*

Primipares.

- Durée la plus longue.. 33 heures.
- — la plus courte.. 11 —
- — moyenne..... 10 - —

Multipares.

- Durée la plus longue. 33 h. (2ᵉ accouchement).
- — la plus courte. 8 h. (5ᵉ grossesse).
- — moyenne..... 16 heures.

*Rotation de l'occiput en arrière :*

Primipares. Deux seulement ont été observées; le travail a duré 22 h. chez l'une, et 29 h. chez l'autre.

Multipares.. Chez les deux que nous avons observées, le travail a duré 16 h.

Dans certains cas où l'intervention a été jugée nécessaire, le travail a eu parfois une durée plus courte, parce que précisément alors cette intervention était elle-même nécessitée par un accident, qui pouvait compromettre, d'une manière rapide, la vie de la mère et de l'enfant.

Nous ne sommes cependant jamais intervenu que onze heures au plus tôt après le début du travail, et des circonstances particulières d'éloignement ont fait que dans un cas (obs. 61) le forceps n'a été appliqué qu'au bout de soixante-douze heures.

Ce qui ressort, d'une manière générale, du travail statistique auquel je viens de me livrer, c'est que la durée moyenne du travail naturel est plus longue dans les positions occipito-postérieures que dans les occipito-antérieures.

Cette longueur plus grande du travail explique à son tour la production de quelques-uns des accidents que nous avons observés, tels que l'épuisement nerveux extrême (obs. 58) et l'inertie utérine des observations 44, 47, 48, 50, 53 et 57. Ce dernier accident peut naître, en effet, sous l'influence des mauvaises positions du sommet qui amènent sa production au même titre que les obliquités de l'utérus, la résistance et la déviation du col, les rétrécissements du bassin, la résistance absolue de la vulve et du périnée. Ces diverses causes agissent toutes de la même façon, c'est-à-dire comme des obstacles mécaniques.

Sous l'influence des causes que nous venons d'énumérer et des positions occipito-postérieures en particulier, la terminaison du travail est quelquefois absolument empêchée : l'utérus, qui a lutté avec énergie pendant un temps assez long et qui souvent s'est contracté pendant tout ce temps d'une manière permanente, s'épuise et devient inerte.

L'intervention de l'accoucheur est alors indispensable ; car, après cette lutte énergique et impuissante pendant laquelle l'utérus surexcité par l'obstacle qu'il a rencontré, a dépensé une somme d'efforts considérable, les accidents les plus sérieux pourraient survenir immédiatement ou d'une manière consécutive.

Immédiatement, on peut voir survenir une accélération marquée du pouls, de l'inquiétude, de l'agitation, des vomissements qui s'accompagnent d'une vive douleur abdominale. Les défaillances, les syncopes, le délire, en un mot, tout ce qui constitue un épuisement nerveux poussé à ses dernières limites, peuvent aussi compliquer l'inertie utérine.

Les accidents consécutifs sont encore plus graves, et on ne peut nier qu'une inertie utérine longtemps prolongée ne puisse avoir sur les suites de couches un effet très fâcheux.

Les autres causes que j'ai signalées comme ayant nécessité l'intervention de l'accoucheur, telles qu'un défaut absolu ou une simple diminution du mouvement de rotation de la tête accompagnés d'une immobilité permanente, tirent leur gravité même de ce que consécutivement elles déterminent des contractions incessantes, tétaniques, qui peuvent devenir dangereuses, ou de ce que, au contraire, elles produisent l'inertie utérine dont il vient d'être question.

Aussi l'intervention au moyen du forceps est-elle absolument indiquée dans ces cas; on ne doit même pas attendre, pour appliquer cet instrument, que les malheureuses femmes aient dépensé la somme de forces qu'elles peuvent fournir sans danger. La temporisation, au lieu d'être de la prudence, ne serait, dans ces cas, qu'un oubli des devoirs les plus sages et les plus impérieux, car il vaut mieux prévenir l'inertie imminente que d'attendre qu'elle soit arrivée.

En dehors des motifs d'intervention indiqués plus haut, il en est un autre qui a aussi une grande valeur, et qu'un accoucheur prudent doit toujours avoir présent à l'esprit.

Nous avons vu, en étudiant le mécanisme de l'accouchement naturel dans les positions occipito-postérieures persistantes, qu'à un moment donné le périnée supporte tout le poids des efforts, et qu'il subit une distension énorme.

Parfois le périnée, malgré la pression extrêmement vigoureuse exercée par la tête, offre, surtout chez les primipares, une résistance telle que par cela même, et après une expectation suffisante, le forceps est indiqué.

Il est encore indiqué pour éviter, non plus une prolongation du travail, mais la production de ces déchirures, plus ou moins complètes, de la cloison périnéale, accidents aussi fâcheux pour les femmes que pénibles pour les accoucheurs, auxquels on ne manque jamais de les attribuer.

C'est aussi encore dans les cas qui nous occupent qu'on a signalé la production de ces perforations centrales du périnée, avec passage du fœtus au travers, dont Joubert, Moreau et d'autres accoucheurs ont cité des exemples, dont Capuron, toujours sceptique, niait la possibilité, et dont l'histoire complète a été faite dans un excellent travail du docteur Dudon (¹).

Ces accidents traumatiques, quelquefois très graves, peuvent être prévenus par l'emploi du forceps.

Les règles qui président à l'application de cet instrument dans les positions occipito-postérieures offrent quelques légères différences, selon que l'occiput se trouve placé du côté droit ou du côté gauche.

*Position occipito-iliaque droite postérieure.* — La branche à pivot est appliquée la première; la cuiller introduite dans l'axe de la vulve est mise en rapport avec le pariétal qui regarde en arrière.

La cuiller de la branche femelle est dirigée sur le pariétal qui regarde en avant, au moyen du mouvement de spirale, après quoi on procède à l'articulation des branches.

*Position occipito-iliaque gauche postérieure.* — C'est la branche femelle qu'il faut ici appliquer la première au-devant de l'articulation sacro-iliaque droite. La branche mâle sera appliquée la seconde, et, avant d'articuler, il sera nécessaire de décroiser les branches pour ramener le pivot sous la mortaise.

Dans les cas très rares de positions occipito-sacrées, l'application de forceps sera tout à fait directe. On doit seulement tirer d'abord en haut, puis abaisser fortement, une fois que l'occiput est dégagé.

Le temps d'application, parfois fort difficile, étant terminé, on doit procéder à l'extraction, et ici se présente un problème qu'il est de mon devoir d'étudier dans tous ses détails, car il soulève une question de médecine opératoire vraiment importante.

(¹) *De la perforation du périnée pendant l'accouchement. (Mémoire de la Société médico-chirurgicale de Bordeaux, t. I, 1866.)*

Comment doit-on opérer le dégagement de la tête? Faut-il, cherchant à imiter ce que la nature produit dans la grande majorité des positions occipito-postérieures où l'accouchement se fait d'une manière naturelle, ramener l'occiput sous la symphyse pubienne, ou bien l'accoucheur doit-il se borner à imprimer à la tête un mouvement de rotation beaucoup moindre et dégager l'occiput en arrière, sans rien changer à sa direction primitive?

Cette question de pratique obstétricale, qui a une importance indéniable, est encore aujourd'hui controversée et résolue différemment par les hommes qui font autorité en obstétrique.

Smellie est le premier auteur dans lequel on trouve très nettement indiquée l'idée de la rotation artificielle de l'occiput en avant.

Cette pratique, oubliée pendant de longues années, fut remise en honneur dans ces derniers temps par Danyau, et a été conseillée, dans certains cas, par Paul Dubois : je dis dans certains cas, parce que le savant clinicien n'avait recours qu'exceptionnellement à cette manœuvre.

Il la pratiquait, en outre, comme Smellie et Danyau, d'une façon qui n'est plus admise aujourd'hui, même par les partisans de la méthode elle-même, c'est-à-dire en faisant deux applications successives de forceps.

La première servait à ramener l'occiput en avant. Ce résultat obtenu, les branches du forceps étaient retirées et appliquées à nouveau d'une manière directe, après quoi on procédait à l'extraction du fœtus.

Ce sont surtout MM. Depaul et Blot qui, dans leurs enseignements réciproques, ont cherché à généraliser cette méthode en la modifiant toutefois légèrement, puisque, à l'encontre de Smellie et des auteurs précédents, ils ne font qu'une seule application de forceps, et qu'ils déconseillent

une application nouvelle et directe de l'instrument après
que la rotation céphalique a été obtenue : cette application
étant tout à fait superflue, disent-ils, et n'étant pas tout à
fait sans danger pour la mère.

Dernièrement, un médecin distingué, le D\\\\r Bailly, agrégé
à la Faculté de Paris, est venu à son tour, dans un Mémoire
sur le même sujet (¹), soutenir qu'on doit tenter la rotation
artificielle de la tête toutes les fois que, dans les positions
occipito-postérieures non réduites, la longue durée du travail ou tout autre accident oblige à terminer l'accouchement
avec le forceps.

Dans son Mémoire, le D\\\\r Bailly indique les divers temps
de la manœuvre avec un soin minutieux, qui rappelle sans
peine à ceux qui les ont entendues les savantes leçons de
MM. Depaul et Blot.

D'après ces auteurs, on doit commencer par saisir régulièrement la tête par ses parties latérales, le bord concave
des cuillers tourné vers la région fronto-bregmatique. Si à
ce moment les progrès du travail ont amené la tête près de
la vulve, on peut commencer de suite à opérer le mouvement de rotation.

Si, au contraire, la partie fœtale est située encore au-
dessus du détroit inférieur, sans rien changer à ses rapports
primitifs, on l'abaisse préalablement sur le périnée de
manière à faire bomber d'une façon très apparente ce plan
musculo-membraneux. Cet abaissement préalable du sommet
paraît avoir la plus grande importance aux yeux des auteurs
qui préconisent cette méthode; ils y insistent même d'une
façon toute particulière. Ce n'est que quand la tête est aussi
abaissée que possible et en partie logée dans le périnée
distendu, qu'on commence à lui imprimer le mouvement

(¹) *Bulletins de la Société de Chirurgie de Paris* (Séance du 25 mars
1868).

de rotation qui doit conduire l'occiput sous les pubis.

Dans ce but, les manches du forceps sont inclinés avec précaution et lenteur du côté du bassin opposé à celui que doit suivre l'occiput, et celui-ci, il est à peine besoin de le dire, doit toujours être conduit dans le sens de la progression naturelle, c'est-à-dire en avant, puis à droite, dans les positions postéro-latérales gauches ; en avant, puis à gauche, dans les positions occipito-postérieures droites.

Ces mêmes auteurs prétendent que, dès que l'occiput a dépassé le diamètre transverse du conduit génital, surtout si les contractions utérines ne sont pas tout à fait éteintes, la rotation s'achève seule et avec rapidité ; en un instant l'occiput est ramené en avant, et le bord concave du forceps est renversé sur la fourchette.

C'est à ce moment, le forceps étant dans cette position insolite, que les premiers propagateurs de la méthode retiraient les branches de l'instrument et faisaient une nouvelle application directe.

C'est surtout M. Blot qui a combattu la nécessité de cette nouvelle opération. Il a démontré que, malgré ce renversement de sa disposition normale, l'instrument pouvait très bien servir à étendre la tête et à la retirer de la vulve. A ce moment, en effet, le crâne est presque entièrement sorti du bassin, et il est assez commun de voir, quand la matrice se contracte encore avec une certaine force, la tête et l'instrument expulsés en même temps à la fin du mouvement de rotation.

Comme preuves des avantages qu'offre la méthode de la rotation céphalique, le D$^r$ Bailly rapporte, dans son Mémoire, deux observations qu'il me paraît utile de faire connaître au moins en raccourci, puisque je me propose de les discuter :

La femme qui fait le sujet de la première Observation est

une primipare âgée de dix-huit ans, robuste et fortement musclée. Le travail durait depuis quinze heures, et, depuis sept heures, la dilatation de l'orifice utérin était complète.

La tête était parvenue au détroit inférieur; la fontanelle antérieure était située sous le pubis droit et, presque sur la ligne médiane, la fontanelle postérieure dans le point symétrique opposé.

M. Bailly pensa qu'il y avait lieu de délivrer la parturiente sans retard, cette jeune femme ne pouvant plus supporter impunément, selon lui, la prolongation du travail; il procéda alôrs à une application de forceps.

La tête étant saisie par ses côtés, l'accoucheur tira, d'une façon continue et avec une intensité croissante, jusqu'à épuiser toute sa force, sans avoir réussi même à faire bomber très fortement le périnée.

La tête s'abaissa, mais il parut évident à l'accoucheur que sa force était insuffisante pour lui faire franchir la vulve, si l'occiput restait tourné en arrière. Comme, d'un autre côté, l'emploi d'une force plus considérable eût peut-être produit de grands délabrements dans le périnée, l'accoucheur se décida à imprimer à la tête un mouvement de rotation qui put ramener l'occiput en avant. Ce mouvement s'effectua au début avec lenteur et avec une certaine difficulté, puis avec plus de rapidité, et enfin, quand l'occiput eut franchi le diamètre transverse du conduit génital, la rotation s'acheva avec une promptitude remarquable, et en un instant l'accouchement fut terminé.

La fourchette fut à peine entamée et la vulve ne subit que de très légères solutions de continuité.

La deuxième Observation du Dʳ Bailly est relative à une primipare, âgée de trente ans, chez laquelle l'enfant se présentait en position occipito-iliaque droite postérieure presque en position occipito-sacrée. Après un travail de quarante-cinq heures, l'accoucheur se décida à faire une application de forceps. A ce moment, la tête était à la vulve, elle l'entr'ouvrait pendant les contractions, qui *avaient l'énergie et la durée poulues* (sic).

La tête est alors saisie par ses côtés, et je commence

immédiatement, dit M. Bailly, à la faire tourner en inclinant les manches du forceps vers le côté gauche du bassin. La rotation s'opère, dit-il, avec une extrême facilité, et bientôt l'occiput se dégage sous la branche ischio-pubienne du côté droit.

L'enfant, du sexe masculin, pesant 3,000 grammes, est amené vivant. Les lésions vulvaires se résument dans une solution de continuité peu étendue de la face supérieure du périnée, et une division de la muqueuse d'environ un centi-mètre de profondeur.

A mon sens, ces deux observations sont loin d'être con-cluantes, et si la méthode de la rotation céphalique n'a pas de plus solides appuis, notre confiance en elle est déjà fort ébranlée.

Que voyons-nous, en effet, dans ces deux observations?

Dans la deuxième, il est dit que la tête était *à la vulve,* et que les contractions avaient encore *l'énergie et la durée voulues.* Il est vrai que le travail durait depuis quarante-cinq heures, et malgré la presque certitude que l'accouche-ment se serait terminé d'une manière naturelle, je com-prends que l'accoucheur se soit décidé à intervenir. Mais j'avoue ne pas comprendre, dans un cas où la tête était aussi abaissée, la nécessité de ramener l'occiput en avant, et en présence de l'extrême facilité avec laquelle cette rotation se produisit, je suis convaincu que l'extraction de la tête aurait été faite aussi facilement et sans plus de danger, l'occiput en arrière.

Dans la première observation du Dr Bailly, la résistance absolue apportée par le périnée à l'extraction de la tête, l'occiput en arrière, fut le motif pour lequel l'accoucheur se décida à ramener cette même partie en avant, sous la sym-physe du pubis.

Cet obstacle considérable apporté par la forte organisa-tion du périnée à tous les efforts de l'accoucheur, cette résistance absolue contre laquelle toute sa force s'épuise, s'observent très rarement.

Cazeaux, dans toute sa carrière et dans sa pratique très occupée, n'a observé cet accident qu'une seule fois dans les circonstances suivantes :

OBSERVATION LXII (¹).

Une jeune femme, primipare, arrivée sans accident au terme de sa grossesse, fut prise des premières douleurs le 29 octobre, à neuf heures du soir. Les douleurs, quoique faibles, étaient assez rapprochées pour l'empêcher de dormir toute la nuit. A six heures du matin, le 30, je trouvai le col complètement effacé, et les bords amincis circonscrivaient un orifice du diamètre d'une pièce de cinquante centimes; les douleurs se répétaient toutes les dix minutes. Je constatai une présentation du sommet, mais je ne pus distinguer la position. Les contractions persistèrent pendant toute la journée du 31, mais aussi faibles et aussi éloignées. A huit heures du soir, l'orifice offrait le diamètre d'une pièce de deux francs. Les membranes, plates et appliquées sur la tête, me permirent de constater que la suture bi-pariétale était directement antéro-postérieure, et, à plusieurs reprises, je sentis manifestement la fontanelle antérieure qui correspondait directement en avant et à peu près au tiers supérieur de la face postérieure des pubis. J'avais affaire, chose qui ne m'était jamais arrivée, à une position *occipito-sacrée directe* engagée au tiers supérieur de l'excavation.

J'espérai la conversion spontanée en position diagonale postérieure, mais inutilement, car malgré des contractions très fréquentes et très énergiques, le lendemain 31, à six heures, les choses étaient dans le *statu quo*. A midi, la dilatation était presque complète; à deux heures, enfin, la tête devint diagonale; je constatai très positivement la fontanelle antérieure en avant et à gauche, et j'espérai que ce mouvement de rotation allait se compléter, mais il n'en fut

(¹) Cazeaux, *Traité de l'art des accouchements*, 6ᵉ édit., p. 834.

rien. Je rompis les membranes. Il s'écoula à peine une ou deux cuillerées de liquide.

A quatre heures, la fontanelle antérieure me parut se rapprocher davantage de l'extrémité gauche du diamètre transverse, et je fis espérer à la pauvre patiente qu'elle approchait du but; mais, malheureusement, au lieu de continuer à se porter en arrière, la fontanelle antérieure subit un mouvement en sens inverse, et, malgré les efforts que je tentai pour la repousser, elle revint en avant se placer à peu près au niveau du milieu de la branche horizontale des pubis; elle ne bougea plus. A dix heures du soir, les choses étant dans le même état, je me décidai à appliquer le forceps, autant dans l'intérêt de la mère, dont les forces étaient épuisées, et qui me suppliait de la délivrer, que dans l'intérêt de l'enfant.

La tête était alors très près du détroit inférieur. Le forceps fut appliqué sans difficultés sur les côtés de la tête. Je tirai dans le but de dégager l'occiput au devant du périnée, mais les contractions utérines étaient faibles; la femme, épuisée de fatigue, n'aidait nullement les efforts utérins, et, réduit ainsi aux seuls efforts de traction que j'exerçais avec l'instrument, il me fut impossible de faire cheminer la tête. Malgré tous mes efforts, je ne pus vaincre la résistance très grande du périnée, qui était très épais et très dur. Mes efforts furent complètement infructueux.

En abandonnant l'opération, il ne me restait qu'à me confier aux efforts, hélas, bien impuissants, de l'organisme, ou à pratiquer la crâniotomie. J'avais assez attendu pour constater l'impuissance de la nature, et, d'ailleurs, une expectation plus prolongée n'était pas sans danger pour la mère et pour l'enfant.

Avant d'en venir à la crâniotomie, je voulus voir s'il ne me serait pas possible de ramener l'occiput en avant. Je cessai mes tractions et j'imprimai au forceps un mouvement sur son axe; entraînant la tête dans ce mouvement, j'eus bientôt dirigé la concavité des bords de l'instrument vers la face interne de la cuisse gauche. Je retirai alors l'instrument et constatai que la suture longitudinale était complètement transversale. Introduisant la branche femelle en arrière et à droite, je m'en servis comme d'un levier et parvins, à son aide, à ramener l'occiput presque derrière la cavité coty-loïde gauche. Le forceps articulé après avoir décroisé les branches, je ramenai l'occiput, d'abord derrière, puis sous la symphyse des pubis, et terminai l'extraction de la tête par le mouvement d'extension ordinaire.

L'enfant naquit dans un état évident de congestion. Quinze jours après, il était fort et bien portant. Les suites de couches ont été heureuses et la mère s'est promptement rétablie. Le travail avait duré cinquante heures.

Malgré l'exemple remarquable que hous venons de citer tout au long, d'après Cazeaux, cet éminent accoucheur considère un pareil accident comme tellement exceptionnel, qu'il est complètement opposé, d'une manière générale, à la méthode de la rotation céphalique.

D'un autre côté, nous voyons un savant accoucheur, dont le nom est écrit plusieurs fois dans les pages qui précèdent, le D^r Villeneuve, affirmer que, dans le cours de sa longue pratique, il n'a jamais rencontré, même chez des primi-pares, de périnée si épais et si résistant, qui pût contre-balancer la force d'un accoucheur de vigueur ordinaire, « non pas bien entendu cette force aveugle et brutale dont » un accoucheur prudent devra toujours se garder, mais » cette force vraiment obstétricale, mesurée, contenue, » toujours prête à modérer ou à suspendre son action. » Pour ma part, je partage entièrement les idées du savant professeur de Marseille.

Les partisans de la méthode de la rotation céphalique prétendent encore qu'en ramenant l'occiput en avant, on évite les graves lésions du périnée, qui se produisent au contraire très fréquemment, disent-ils, quand on dégage l'occiput en arrière au moyen du forceps. Ici encore, je ne puis être de leur avis.

Si nous examinons, en effet, à ce point de vue spécial les

Observations précédentes, nous voyons que, sur dix-sept cas pour lesquels le forceps a été appliqué, l'occiput a été dégagé six fois en avant (obs. 42, 43, 49, 53, 57, 60), et onze fois en arrière (obs. 37, 44, 47, 50, 52, 55, 56, 58, 59, 61).

On a ainsi toujours suivi les indications de la nature, c'est-à-dire que l'on n'a fait que compléter le mouvement de rotation en avant ou en arrière qui s'était produit pendant le travail. Or, le tableau ci-dessous, dans lequel nous avons reproduit les indications fournies par les observations précédentes, montre quelles sont, dans ces cas divers, les lésions subies par le périnée :

*Rotation de l'occiput en avant.*

| Obs. | 42.. | Primipare.... | Pas de déchirure du périnée. |
|---|---|---|---|
| — | 43.. | *Id.* | Pas de déchirure. |
| — | 49.. | *Id.* | Déchirure assez considérable. |
| — | 53.. | *Id.* | Large déchirure. |
| — | 57.. | *Id.* | Le périnée reste intact. |
| — | 60.. | ? | Pas d'indications. |

*Rotation de l'occiput en arrière.*

| Obs. | 44.. | Primipare.... | Fourchette à peine entamée. |
|---|---|---|---|
| — | 47.. | *Id.* | Déchirure de 1 centimètre environ. |
| — | 50.. | *Id.* | Périnée parfaitement intact. |
| — | 51.. | *Id.* | Déchirure de 2 centimètres. |
| — | 52.. | ? | Pas d'indications. |
| — | 55.. | Primipare.... | Pas de lésions du périnée. |
| — | 56.. | *Id.* | Légère solution de continuité. |
| — | 58.. | 2e grossesse.. | Pas de lésions. |
| — | 59.. | *Id.* | Déchirure très minime. |
| — | 61.. | Primipare.... | Pas de lésions. |

Il est vrai que, dans l'extraction des enfants avec le forceps l'occiput en avant, nous trouvons quatre fois le périnée parfaitement intact; mais à côté de cela, nos observations signalent deux déchirures très larges qu'on ne retrouve, au même degré, dans aucun de nos accouchements en position occipito-postérieure persistante terminés par le forceps : la déchirure la plus grave n'ayant pas atteint, dans ces derniers cas, deux centimètres de profondeur (obs. 51).

Je suis, par conséquent, autorisé, en me basant sur mes propres observations, à ne pas considérer la rotation céphalique en avant comme nécessaire pour éviter les graves lésions du périnée, puisque j'ai prouvé, après Villeneuve et Cazeaux, que l'extraction de l'enfant l'occiput en arrière n'entraîne que très rarement, et non pas, comme on a voulu le dire, d'une manière presque fatale, ces larges déchirures périnéales que craignent les accoucheurs qui veulent faire de la rotation céphalique artificielle une méthode générale. Les plus graves déchirures du périnée ont été observées par nous dans les cas où cette méthode avait été précisément mise en pratique.

On peut encore faire à cette méthode de la rotation céphalique artificielle des objections bien autrement graves.

Tout d'abord, on ne saurait nier que, dans certains cas de positions occipito-postérieures persistantes, ce n'est pas toujours la situation anormale de la tête qui rend impossible l'accouchement par les seules forces de la nature. Dans un Mémoire lu à l'Académie de Médecine en 1851, M. Jacquemier a victorieusement démontré que le volume absolu et relatif du thorax et des épaules est, dans tous les accouchements en général et dans les positions occipito-postérieures en particulier, une cause de dystocie assez fréquente et quelquefois dangereuse pour le fœtus.

Or, dans ces cas, la rotation céphalique serait d'une extrême difficulté, et ferait courir les plus grands dangers à la mère et à l'enfant, sans diminuer, en quoi que ce soit, l'obstacle à l'accouchement.

Et qu'on ne dise pas que ces faits sont exceptionnels. Il suffit qu'on puisse les observer, et que d'un autre côté on prouve, comme je viens de le faire, que le dégagement de l'occiput en arrière n'entraîne pas inévitablement des accidents sérieux, pour que, par cela même, la méthode de la rotation céphalique ne puisse être érigée en méthode générale.

Ce n'est pas, d'ailleurs, seulement dans les cas de volume excessif des épaules et du thorax que cette rotation céphalique artificielle présente des dangers sérieux.

Je sais bien qu'il résulte des expériences de Blot que la tête d'un nouveau-né peut subir, sans qu'il se produise de lésions, un mouvement en arc de cercle, qui équivaut à une demi-circonférence complète, de telle sorte que la face ou l'occiput peuvent être ramenés dans un point diamétralement opposé à leur direction primitive. Mais ne doit-on pas remarquer tout d'abord la différence extrême qui sépare les expériences pratiquées sur des cadavres, des mêmes manœuvres pratiquées sur des êtres vivants?

Dans le premier cas, l'articulation atloïdo-axoïdienne n'a-t-elle pas une laxité plus considérable, et la torsion subie par la colonne vertébrale chez un enfant mort serait-elle possible au même degré pendant la vie?

Si l'on invoque à l'appui de la méthode que je combats le mécanisme de l'accouchement naturel, quand sous l'influence des contractions utérines l'occiput tourne en avant, je ferai remarquer que, dans ce cas, la nature qui fait elle-même son œuvre, fait porter les contractions autant sur le tronc que sur la tête, et que l'utérus pousse en même temps le fœtus dans toutes ses parties.

En sera-t-il toujours de même avec le forceps? Personne n'oserait l'affirmer; il est hors de doute que dans certains cas, malgré toutes les précautions prises, toute la douceur employée, il est hors de doute que le tronc maintenu par l'utérus resserré ne participera pas au mouvement, et que la torsion du cou entraînera des lésions rapidement mortelles pour l'enfant.

Le conseil que donnent les accoucheurs partisans de cette méthode d'agir avec une douceur extrême, d'ausculter fréquemment pour voir si le fœtus ne souffre pas et si le tronc suit le mouvement communiqué à la tête, l'insistance avec laquelle ils recommandent *de renoncer promptement à la manœuvre si la tête fœtale n'obéit pas aisément dès le début à l'impulsion qui a pour but de changer ses rapports défavorables,* et de dégager alors l'occiput sur la fourchette au risque de compromettre *plus ou moins gravement* le périnée, tout cela ne prouve-t-il pas que les partisans de la rotation céphalique artificielle ne peuvent se défendre, en l'appliquant, de bien légitimes appréhensions.

Aux dangers déjà signalés, et qui n'intéressent que l'enfant, nous devons ajouter à présent les dangers que cette opération peut faire courir à la mère.

Nous avons pu, dans un cas (obs. 59), extraire au moyen du forceps, l'occiput en arrière, un enfant volumineux pesant 4,050 grammes, et sans qu'il se soit produit de lésions du périnée. Or, avec le léger rétrécissement du bassin qui existait chez cette femme, la rotation céphalique artificielle aurait pu produire dans l'appareil utérin des accidents qui seraient peut-être devenus mortels.

Ces mêmes accidents, consistant en des contusions ou des déchirures du conduit vulvo-utérin, pouvant se produire même avec des bassins bien conformés si on agissait sur une tête un peu élevée, sont tout autant de raisons qui doivent, selon nous, engager les accoucheurs qui appliquent le forceps à extraire les enfants l'occiput en arrière.

En résumé, il nous semble impossible d'accepter comme méthode générale, quand on se décide à appliquer le forceps, la rotation complète de la tête en avant dans toutes

les positions occipito-postérieures. Il est certain, en effet :
1° que, dans certains cas où l'obstacle à la progression ne
provient pas de la position de la tête, la rotation de cette
partie ne faciliterait pas l'accouchement; 2° que les lésions
du périnée ne sont ni plus fréquentes, ni plus graves, quand
l'occiput se dégage en arrière, à condition toutefois que les
tractions soient faites avec prudence et modération; 3° que
la rotation céphalique, dangereuse pour la mère et l'enfant
quand la partie est encore assez élevée, est inutile et n'est
pas absolument dépourvue de dangers quand, au contraire,
cette même partie est déjà fortement abaissée.

Ces conclusions ne se rapportent bien entendu qu'au mode
de rotation céphalique artificielle au moyen du forceps, car
on ne peut nier que, dans tous les cas où cette rotation de
l'occiput en avant peut être obtenue facilement et sans danger pour la mère et l'enfant, on ne doive chercher à l'obtenir.

Heureusement qu'il n'est pas que le forceps qui puisse
procurer cette rotation artificielle de la tête. Il est des cas,
en effet, où une rotation incomplète, amenant consécutivement l'immobilité absolue de la tête, peut être quelquefois
corrigée d'une autre façon et sans l'usage du forceps, par
l'emploi de cet instrument admirable, avec lequel on n'a
pas à craindre la production des graves lésions traumatiques dont il était question plus haut, et qui n'est autre que
la main.

Nous trouvons dans les observations 45 et 46 des exemples de la rotation céphalique au moyen de la main. Cette
manœuvre ne peut être tentée que si le bassin est assez
ample pour que la main puisse pénétrer sans difficulté, et il
est nécessaire que la tête soit descendue dans l'excavation;
il faut même, pour bien faire, qu'elle repose sur le plancher
périnéal.

Dans ces conditions, il sera quelquefois possible de compléter sans aucun danger un mouvement de rotation qui est resté inachevé, et de terminer ainsi rapidement un accouchement qui jusqu'alors traînait en longueur.

Pour cela, on procède de la façon suivante : on introduit la main opposée à celle du côté du bassin sur lequel repose l'occiput, c'est-à-dire que la main droite agit dans les cas de positions occipito-postérieures gauches, et la main gauche dans les cas de positions occipito-postérieures droites. La main, introduite avec précaution, est dirigée en arrière sur le côté de la tête de l'enfant, en saisissant une étendue de ce côté de tête aussi grande que possible ; après quoi, toujours avec une extrême douceur, on essaie de ramener l'occiput en avant.

Cette manœuvre, essayée dans plusieurs cas quelquefois sans succès, a pleinement réussi dans les deux cas que nous avons cités.

Je suis convaincu même que souvent, alors qu'elle ne réussira pas aussi complètement que dans nos deux observations 45 et 46, il suffira du simple ébranlement qu'on imprimera ainsi à la tête pour que cette partie descende davantage, et pour que le travail, qui a marché jusque-là avec une excessive lenteur, se termine d'une façon assez rapide et naturelle.

Il est même des cas où le forceps lui-même n'agit qu'en produisant un semblable et salutaire ébranlement. Dans l'application du forceps, en effet, la tête éprouve des changements de position qui, quelque légers qu'ils soient, mettent l'accouchement dans des conditions plus favorables. Autrement, comme le dit avec beaucoup de raison Guillemot, on ne saurait s'expliquer ces faciles extractions qu'on obtient avec cet instrument dans les cas où les contractions utérines les plus violentes ne peuvent rien depuis longtemps pour l'expulsion du fœtus.

Smellie et Levret avaient déjà fait cette remarque, et le premier de ces auteurs donne pour preuve de cette facile descente de la tête à la suite d'un ébranlement qui change ses rapports, l'observation suivante ([1]) :

### OBSERVATION LXIII.

En 1774, dit-il, j'assistai une dame qui avait coutume d'accoucher toujours avec beaucoup de facilité. Lorsqu'on m'appela, les membranes étaient rompues, et l'orifice de la matrice était complètement dilaté ; néanmoins, la tête avançait très lentement. Enfin, trouvant le vertex à la partie inférieure du coccyx et la fontanelle au-dessous du pubis, j'essayai de relever la tête et de tourner le front vers le côté gauche du bassin, mais je ne pus en venir à bout ; cependant, lorsque je vins à retirer ma main, la tête se trouva chassée encore plus bas par une forte douleur. Dans cet instant, le vertex refoula le périnée et les parties postérieures, au point de les faire saillir en forme de grosse tumeur. Pour lors, la face, le front et le menton se tournèrent de bas en haut vers le pubis, et le vertex remonta en faisant un demi-tour pour se dégager de contre le périnée et les parties postérieures. Cet enfant était petit ; il n'eut pas plus tôt la tête à l'air qu'il se mit à crier, même auparavant que d'avoir le corps dégagé.

Il est encore une manœuvre indiquée pour la première fois par Guillemot, et qui peut rendre de grands services dans les cas de positions occipito-postérieures où la tête est immobilisée et où le travail est absolument suspendu.

C'est à des souvenirs puisés dans Portal et dans Leroux (de Dijon) que Guillemot doit rattacher, dit-il, l'origine de la manœuvre qui lui est spéciale et qui nous occupe à présent.

([1]) Smellie, *Traité de la théorie et pratique des accouchements*, t. II, p. 311.

C'est une manœuvre purement externe qui pourrait, sans nul doute, se combiner avec la manœuvre interne des observations 45 et 46, et qui rendrait même cette dernière plus facile. « Elle tend, dit Guillemot, à diminuer le con-
» tact de la tête contre la paroi antérieure du bassin, et elle
» consiste en pressions qu'on exerce sur la paroi abdomi-
» nale, au niveau du corps du pubis et du côté que la face
» regarde. »

Ces pressions doivent être lentes, graduées, et n'être faites qu'à l'instant de la douleur et au moment où la tête est engagée dans le détroit. On reconnaît, du reste, que la pression a produit son effet lorsque le doigt, appliqué à travers le vagin sur une partie de la tête, a ressenti l'impulsion qui lui est communiquée.

Guillemot eut l'occasion de mettre plusieurs fois en pratique la manœuvre dont il vient d'être question, et, dans son Mémoire, il donne deux observations dans lesquelles il a pu, grâce à cette manœuvre, mener rapidement à bonne fin l'accouchement.

Voici, en résumé, ces deux observations (¹) :

### OBSERVATION LXIV.

En février 1834, une dame qui avait déjà accouché naturellement le 15 mars 1831, fut, pour la deuxième fois, prise des douleurs de l'enfantement.

Pendant qu'elle se rendait à pied de la rue Mandas chez sa mère, rue des Francs-Bourgeois, les eaux s'écoulèrent. A trois heures du matin, les douleurs étaient faibles et rares, le col était peu dilaté et très élevé. On ne pouvait reconnaître quelle était la partie du fœtus qui se présentait. Ce ne fut qu'à midi, heure à laquelle je revins auprès de la dame, que la tête commença à s'engager dans le détroit abdominal.

(¹) Guillemot, *Remarques sur les accouchements dans les positions occipito-postérieures.* (*Archives,* 2ᵉ série, t. XV, p. 171.)

La grande fontanelle répondait en avant et du côté gauche, l'occiput en arrière et à droite. C'était une quatrième position. Le col s'était abaissé et offrait une dilatation de la largeur d'une pièce de trente sous; les douleurs avaient acquis plus de force et de fréquence, mais elles conservaient toujours leur caractère de lenteur et de faiblesse.

Lorsque la tête fut bien engagée dans le détroit, je commençai à faire sur la mère de légères pressions contre la paroi abdominale en avant et à gauche, et immédiatement au-dessus du rebord du bassin, à chaque forte douleur que la femme éprouvait.

Par cette manœuvre, exécutée avec tous les ménagements possibles, j'imprimai à la tête un ébranlement qui, l'éloignant de la partie antérieure latérale gauche du bassin, prévenait ou rendait moindre la compression du front contre cette partie.

Une demi-heure ou trois quarts d'heure après, la tête était dans le détroit périnéal.

Le dégagement de l'occiput se fit en arrière. Le tronc fut promptement expulsé. L'enfant était vivant et d'un volume ordinaire.

OBSERVATION LXV.

Dans la journée du 17 mai 1835, madame G... fut prise des douleurs pour accoucher d'un premier enfant arrivé à terme. Dès la veille, il y avait eu écoulement des eaux. Les douleurs étaient faibles et venaient à de longs intervalles. A ma première visite, je ne pus reconnaître la partie du fœtus qui se présentait. Cet état dura toute la journée jusqu'à minuit. Les contractions ayant alors plus de force et de fréquence, je fus de nouveau mandé. La tête était un peu descendue dans le détroit, mais je ne parvins pas à découvrir la région qui s'offrait la première; ce ne fut que le lendemain, à six heures du matin, et lorsque la tête était bien engagée dans le détroit, que la position fut appréciée. La fontanelle postérieure était dirigée en bas, à droite et en arrière. La fontanelle antérieure était derrière la cavité cotyloïde gauche. Il était sept heures lorsque je commençai à exercer de légères pressions sur le côté gauche et au-dessus du corps du pubis.

Je renouvelai cette pratique à chaque douleur forte qui survenait. La tête descendit lentement et, à huit heures, elle reposait sur le périnée. Le front vint se montrer devant les branches pubienne et ischiatique gauches; la bosse frontale gauche, logée dans l'arcade du pubis, commença à se tuméfier par suite du retard que l'occiput mit à s'avancer. Le mouvement de rotation ne tarda pas à ramener le front sous l'arcade du pubis. L'occiput vint se présenter dans le sens de la commissure postérieure.

Le tout était terminé à neuf heures du matin.

Pour ma part, je n'ai jamais ni mis, ni vu mettre en pratique la manœuvre de Guillemot. Je ne doute pas qu'elle puisse, dans certains cas, rendre des services, mais j'avoue que je la crois destinée à agir d'une façon très efficace, surtout quand elle est combinée avec la manœuvre interne dont il est question plus haut dans les deux observations 45 et 46.

La version elle-même trouve quelquefois son indication dans les présentations du sommet en position occipito-postérieure, comme on a pu le voir par nos observations 45 et 54.

Les diverses opérations ou manœuvres dont il a été question jusqu'ici ne peuvent, du reste, pas être employées indifféremment dans tous les cas : c'est à spécifier les indications auxquelles chacune d'elles répond que nous devons maintenant nous appliquer.

La rotation céphalique interne pratiquée au moyen de la main pourra être essayée dans tous les cas, puisqu'elle n'entraîne aucun danger pour la mère ni pour l'enfant; mais elle ne réussira que dans des conditions suffisantes d'ampleur du bassin, et alors que la tête aura exécuté un mouvement de descente assez prononcé, pour que la main de l'accoucheur puisse embrasser une assez grande étendue de cette partie.

Rien ne s'oppose, comme je l'ai dit plus haut, à ce que l'accoucheur combine cette dernière méthode avec la manœuvre externe de laquelle Guillemot prétend avoir retiré de bons résultats; mais jusqu'à plus ample informé, je reste convaincu que si on les emploie isolément, la première donnera des résultats bien supérieurs à la seconde, cette dernière ne pouvant, du reste, être employée seule, avec quelque espoir de succès, que lorsque la tête sera encore au niveau du détroit supérieur.

La version répond à un nombre de cas très limité de positions occipito-postérieures. Elle doit être appliquée tout d'abord selon les règles générales de l'obstétrique, c'est-à-dire dans tous les cas où l'on est fondé à croire que la prompte terminaison de l'accouchement peut seule faire disparaître un danger imminent, soit pour la mère et pour l'enfant, comme une hémorrhagie ou des accès d'éclampsie, soit pour l'enfant seul, comme un prolapsus irréductible du cordon ombilical.

Nous trouvons un exemple de cette dernière indication dans notre observation 54. On y voit, en effet, que, grâce à une version rapidement terminée, nous avons pu amener vivant un enfant qu'un prolapsus irréductible du cordon menaçait de faire mourir par asphyxie. Il n'est pas douteux, en effet, que si le travail eût été livré à lui-même, la compression du cordon eût été plus que suffisante pour entraîner la mort.

La version trouve encore son indication dans des cas semblables à celui qui fait le sujet de notre observation 48. Il se produisit ici une suspension complète du travail, alors que la tête était presque encore au détroit supérieur. Le travail durait depuis vingt-neuf heures, l'auscultation démontrait que l'enfant souffrait beaucoup, et la femme était tombée dans un état d'épuisement nerveux extrême.

La tête se présentant au détroit supérieur, on pouvait avoir, ce semble, le choix entre la version et le forceps, et comme il n'y avait pas d'accident pressant au même titre que ceux dont il est question plus haut, on peut croire que le forceps eût dû être choisi de préférence ; mais en présence de la difficulté d'application du forceps au détroit supérieur et surtout de la longueur inévitable de l'opération, on se décida pour la version. Cela est du reste pour moi de règle générale, et chaque fois que je me trouverai placé en présence d'une femme qu'une circonstance quelconque obligera impérieusement à délivrer vite, si la tête est encore très élevée et en position occipito-postérieure, je n'hésiterai pas à préférer la version au forceps : la première de ces opérations se terminant en un temps infiniment plus court que la seconde, ne compromettant pas davantage, *si elle est habilement faite,* les intérêts de l'enfant, et faisant courir peut-être moins de dangers à la mère.

Je dis et je souligne à dessein si elle est habilement faite ; il est hors de doute, en effet, qu'il faut avoir, pour accepter ces conclusions, une assez grande habitude des opérations obstétricales, et il est certain que des accoucheurs novices devront préférer, dans les cas semblables à celui qui nous occupe, le forceps à la version. C'est surtout à eux que s'adresse le précepte ainsi formulé par Joulin : « La » version n'est pas une opération de choix, mais de néces- » sité, et toutes les fois que cela est possible, il faut lui » préférer le forceps. »

Ce dernier instrument pourra être employé toutes les fois que, en dehors des cas spéciaux que nous venons de signaler, il sera nécessaire, pour un motif quelconque, de terminer l'accouchement.

Il nous reste à parler de l'application, dans les cas de positions occipito-postérieures qui nécessitent l'intervention de l'accoucheur, d'un instrument spécial dont nous n'avons encore rien dit : je veux parler du levier.

Loin de nous la pensée de rappeler, même d'une manière sommaire, les luttes ardentes et mémorables qu'ont soutenues et que soutiennent encore de nos jours les diverses Écoles d'accouchements au sujet des avantages et des inconvénients de l'instrument de Roonhuysen. Nous ne voulons certainement pas reprendre, en les développant, les arguments au moyen desquels l'école française, au sein de laquelle domine encore à ce point de vue particulier la grande autorité de Baudelocque, proclame d'une manière générale la prédominance du forceps sur le levier, se mettant ainsi en opposition avec les écoles anglaise, hollandaise et flamande. Il entre dans nos vues d'étudier simplement l'action du levier dans les cas de positions occipito-postérieures, et de déterminer si cet instrument est applicable et supérieur au forceps pour terminer les accouchements dans lesquels la situation de l'occiput en arrière oblige l'accoucheur à intervenir.

Les partisans du levier, qu'il faut chercher presque uniquement parmi les accoucheurs étrangers (¹), prétendent que, dans les cas de positions occipito-postérieures, cet instrument imprime facilement et sans danger les modifications que la nature fait subir à la tête pendant l'accouchement normal.

Le D^r Marchant, l'un des très rares médecins français qui aient adopté et cherché à faire pénétrer dans notre pays les

---

(¹) Rechberger, *De vecti emendando*. Viennæ, 1779. — Suttoff, *Vectis Roonhuysenis historia et usus*. Gœtting., 1786.— Denman, *Aphorismes sur l'application du forceps et du levier*. Londres, 1793. — Coppée, *Quelques considérations pratiques sur l'emploi du levier;* — et Boddaert, *De l'emploi rationnel du forceps et du levier*, in *Annales et Bulletins de la Société de Médecine de Gand*, 1859.

idées de nos voisins, s'exprime ainsi au sujet du levier dans un Mémoire (¹) adressé à la Société de Médecine de Gand, et couronné par cette Compagnie : « Le levier, dit-il, » détermine et aide la grande rotation qui transforme la » position occipito-postérieure, et si la tête tend plutôt à se » fléchir, c'est un auxiliaire précieux qui, bien dirigé, » amènera à bonne fin la terminaison du travail, sans con» trarier le moins du monde la marche de la nature. »

Le Dʳ Marchant, au Mémoire duquel nous sommes obligé de faire de nombreux emprunts, puisqu'il y a réuni tous les faits favorables à l'application du levier, en appelle à l'autorité d'un autre de nos compatriotes, le Dʳ Flamant, qui paraît aussi avoir employé souvent cet instrument. Ce dernier accoucheur avait, du reste, des notions fort vagues sur le levier; il l'estimait surtout à cause de la facilité de son application qu'il pouvait cacher aux femmes; mais il avait cependant remarqué et fait remarquer sa supériorité sur le forceps, quand la tête était au-dessus du détroit supérieur. Nous avons même de lui l'observation d'un accouchement difficile terminé par le levier, la tête étant en position occipito-postérieure (²).

Le Dʳ Marchant étudie successivement la manœuvre du levier dans les deux cas suivants : ou la tête est encore mobile au-dessus du détroit supérieur, ou elle est déjà dans l'excavation.

Lorsque la tête est encore au-dessus du détroit supérieur, « on conduit, dit-il, avec la main droite la cuiller du levier » dans la paume de la main gauche (position occipito-» iliaque droite postérieure, et *vice versâ* pour la gauche), » qui la fixe sur l'occiput et descend saisir le manche de

(¹) Marchant, *Du levier dans les accouchements.* Paris, 1870.
(²) Flamant, *Journal complémentaire des sciences médicales*, t. XXXI, p. 9.

» l'instrument : deux doigts de la main droite forment le
» forceps, avec lequel on serre la tête et on l'attire dans
» l'excavation. »

Cette manœuvre, aidée par la contraction utérine, fait
pénétrer la tête dans l'excavation et l'y fixe; mais ce n'est
pas tout.

Lorsque la tête est ainsi dans l'excavation sans que sa
position ait changé, le levier, en raison de sa forme et de
la direction des forces qu'il met en action, produira tous
les phénomènes qui s'observent dans l'accouchement le plus
naturel; en effet, sa fenêtre étant bien fixée sur la protubérance occipitale, la tête est alors soumise à l'action de deux
forces, dont l'une agit de haut en bas et complète la flexion,
et l'autre d'arrière en avant, cette dernière ne pouvant produire qu'un mouvement de rotation de l'occiput en avant,
puisque le point d'application est éloigné du centre de gravité et qu'elle agit obliquement.

Il peut même arriver, dit encore le D<sup>r</sup> Marchant, que le
changement de position s'exécute sans peine et très rapidement. Mais il n'en est pas toujours ainsi, car la grande
rotation interne peut ne pas s'exécuter : alors, sous l'action
du levier, la tête se fléchit très fortement, et l'occiput vient
se dégager au-devant du périnée.

Le professeur Fabbri (de Bologne), dans un Mémoire
intéressant à consulter ([1]), indique une manœuvre différente. Il obtient directement le mouvement de rotation par
une application latérale du levier qu'il convertit peu à peu
en antérieure, à mesure que l'occiput s'avance en s'abaissant
vers cette partie du bassin. Il décrit ainsi lui-même son
procédé : « Le levier courbe est introduit au centre de la
» vulve, la cuiller doit s'appliquer en travers sur la partie

([1]) G. Fabbri, *Dell' uso ragionevole della leva nell' ostetricia.* Bolo-
gna, 1863.

» la plus basse de l'occiput, presque à la naissance du cou,
» comme le feraient deux doigts qui voudraient tenir soli-
» dement cette partie de l'occiput ; pour réussir, il vaut
» mieux conduire d'abord la cuiller latéralement en la
» guidant avec les doigts de l'autre main, et la faire passer
» peu à peu au-dessus de la protubérance occipitale qui, en
» se plaçant dans la fenêtre du levier, forme ainsi une prise
» solide. L'instrument étant alors saisi avec les deux mains,
» on cherche à faire tourner l'occiput en avant. »

Seulement, dans ce cas, comme le fait observer avec beaucoup de raison le Dr Marchant, le mouvement d'éléva-tion du manche plusieurs fois répété est très nécessaire, afin de renouveler la prise de l'instrument, d'empêcher l'extrémité de la cuiller d'abandonner la protubérance sur laquelle elle prend son point d'appui, et, par conséquent, d'éviter le glissement du levier pendant les tractions.

Ce dernier accident peut, en effet, se produire quelquefois et amener des désordres fâcheux. Ce n'est pas, du reste, le seul argument que les détracteurs du levier, et d'une ma-nière générale l'école française tout entière font valoir contre l'emploi de cet instrument. Ses inconvénients et ses dangers ont été si bien résumés par Jacquemier, et son opinion est aujourd'hui si universellement adoptée en France, que je ne crois pouvoir mieux faire que de reproduire tex-tuellement ce qu'il dit à ce sujet ([1]) : « On reste effrayé,
» dit-il, à l'idée seule de faire usage du levier dans les
» positions occipito-postérieures, en songeant aux désordres
» graves qu'il peut déterminer sur la face. Un des points
» qui se présentent le plus naturellement à l'extrémité du
» levier, dans les positions occipito-postérieures directes ou
» obliques, est justement l'une ou l'autre arcade orbitaire,

([1]) *Dictionnaire encyclopédique des sciences médicales*, art. *Levier*, 2 série, t. II, p. 458.

» de sorte qu'on s'expose non seulement à contondre la
» face, mais encore à compromettre d'une manière irrémé-
» diable l'intégrité et les fonctions de l'œil lui-même. A en
» juger par quelques exemples d'extraction de la tête en
» position occipito-postérieure, les autres points de la face
» qui se présentent naturellement à l'extrémité du levier et
» lui fournissent une prise solide sont la tempe, les régions
» malaire, parotidienne, le maxillaire inférieur, qui peuvent
» supporter des pressions assez fortes sans subir de lésions
» graves. L'instrument étant fixé sur un point rapproché de
» l'extrémité antérieure de la tête, et poussant cette extré-
» mité en arrière et en bas, peut, à la vérité, favoriser le
» mouvement de rotation qui tend, dans ces positions, à
» diriger l'occiput en avant, mouvement que le forceps peut
» encore plus sûrement exécuter. Mais si l'occiput reste
» invariablement en arrière, le levier tend à contrarier le
» mouvement de flexion exagéré par lequel la tête s'engage
» dans le détroit inférieur et glisse, en distendant le péri-
» née, jusque sur la commissure postérieure de la vulve.
» Dès que la partie postérieure de la tête n'a plus pour
» support que l'extrémité inférieure du sacrum, le coccyx
» et les ligaments sacro-sciatiques, le levier concourt à
» augmenter le danger de rupture que court le périnée, en
» poussant la tête en bas et en arrière. »

Le levier, déjà abandonné d'une manière générale, ne
trouvera donc jamais son indication dans les accouchements
en positions occipito-postérieures qu'il sera nécessaire de
terminer artificiellement.

Si c'est, en effet, comme instrument de traction qu'on
veut l'employer, il est évident que le forceps, qui prend sur
la tête du fœtus deux points d'appui, est infiniment supérieur au levier qui n'en prend qu'un. Si c'est pour redresser
la tête dans les présentations inclinées du sommet, ou pour

déterminer dans l'excavation le mouvement de flexion qui se faisait trop attendre, un instrument spécial n'est nullement nécessaire, et, comme l'a fait remarquer Joulin, une branche de forceps serait suffisante et moins dangereuse.

Quant aux autres opérations dont nous avons étudié plus haut les indications diverses, il ne faut les mettre en pratique que lorsque l'impuissance des efforts de la nature est bien constatée, et que l'on a la conviction qu'une expectation plus longtemps prolongée serait nuisible à la mère ou à l'enfant.

On ne doit pas oublier, en effet, que l'action même d'une opération quelle qu'elle soit ne fait qu'augmenter la gravité des suites des positions occipito-postérieures, dont le pronostic est déjà par lui-même assez sérieux.

Nous avons démontré, en effet, en traitant du mécanisme de l'accouchement dans ces positions, et il ne nous semble pas nécessaire d'y revenir, que l'accouchement est toujours plus long et plus difficile que dans les positions occipito-antérieures. C'est avoir, par conséquent, prouvé en même temps qu'il était nécessairement plus dangereux pour la mère et pour l'enfant.

Nous voici arrivé à la fin de notre tâche. Ce Mémoire, auquel nous avons cherché à imprimer le cachet d'un travail surtout pratique, laisse sans doute beaucoup à désirer, mais il faut tenir compte des circonstances dans lesquelles s'est faite son élaboration. Il est impossible qu'il ne se ressente pas des circonstances spéciales dans lesquelles les désastres successifs et immérités qui accablent depuis de longs mois notre malheureuse Patrie ont placé chacun de nous, et qu'il ne porte pas la trace des douloureuses impressions qui ont distrait si souvent notre esprit des calmes études, dont il fait en temps ordinaire sa principale satisfaction.

En outre, il semblera peut-être téméraire, au premier abord, d'avoir entrepris une étude un peu complète d'un point de l'obstétrique déjà si bien étudié par les maîtres de l'art, mais c'est un besoin pour l'esprit humain de fouiller sans cesse des questions qui semblent épuisées, pour tâcher d'en faire jaillir des connaissances nouvelles. Je suis, du reste, de ceux qui pensent qu'au lieu de répéter complaisamment, avec La Bruyère, que « *tout est dit, et que l'on* » *vient trop tard depuis sept mille ans qu'il y a des hom-* » *mes et qui pensent* », il vaut mieux s'inspirer de cette remarquable pensée de Sénèque qui m'a soutenu dans mes labeurs, et qui n'est pour ainsi dire qu'une continuelle invitation à de nouvelles recherches : « *Tout n'est pas dit,* » *et il reste à nos descendants bien des découvertes à* » *faire; n'appelons pas nos maîtres ceux qui nous ont pré-* » *cédés dans la connaissance du vrai, ils n'étaient que nos* » *guides.* »

Mai 1871.